面向人民健康
提升健康素养

相约健康百科丛书

面向人民健康
提升健康素养

相约健康百科丛书

健康体检系列

中青年体检：关注风险 防患未然

主编 宋震亚 郭智萍

人民卫生出版社
·北京·

本书编委会

主　　编　宋震亚　郭智萍

副 主 编　王建刚　王　鹏　江孙芳

编　　者　（按姓氏笔画排序）

王　鹏　北京大学第三医院

王建刚　中南大学湘雅三医院

帅　平　四川省医学科学院·四川省人民医院（电子科技大学附属医院）

刘　莉　南方医科大学南方医院

刘　蕾　中南大学湘雅三医院

江孙芳　复旦大学附属中山医院

孙　丽　陆军军医大学第一附属医院

李　力　福建省立医院

李　涛　阜外华中心血管病医院

杨晓萍　新疆医科大学第一附属医院

冷　松　大连医科大学附属第二医院

宋震亚　浙江大学医学院附属第二医院

张　帆　四川大学华西医院

陈宗涛　陆军军医大学第一附属医院

郑延松　中国人民解放军总医院第二医学中心

赵　静　首都医科大学宣武医院

胡　荣　首都医科大学附属北京安贞医院

郭智萍　阜外华中心血管病医院

曹　晨　武汉大学人民医院

童钰铃　浙江大学医学院附属第二医院

褚　熙　首都医科大学宣武医院

学术秘书　赵　奕　浙江大学医学院附属第二医院

周馨媚　浙江大学医学院附属第二医院

陈竺院士
说健康

相约健康百科丛书

总　序

人民健康是现代化最重要的指标之一，也是人民幸福生活的基础。党的二十大报告明确到 2035 年建成健康中国。社会各界，尤其是全国医疗卫生工作者，要坚持以人民为中心的发展思想，把保障人民健康放在优先发展的战略位置，加快推进健康中国建设，全方位全周期保障人民健康，为实现“两个一百年”奋斗目标、实现中华民族伟大复兴的中国梦打下坚实的健康基础，为共建人类卫生健康共同体作出应有的贡献。

为助力健康中国建设，提升人民健康素养，人民卫生出版社（以下简称“人卫社”）联合相关学（协）会、平台、媒体共同策划，整合各方优势、创新传播途径，打造高质量的纸数融合立体化传播健康知识普及出版物《相约健康百科丛书》（以下简称“丛书”）。丛书通过图书、新媒体、互联网平台等全媒体，努力为人民群众提供全生命周期的健康知识服务。在深入了解丛书的策划方案、组织管理和工作安排后，我欣然接受了邀请，担任丛书专家指导委员会主任委员，主要基于以下考虑。

建设健康中国，人人享有健康。党的十八大以来，以习近平同志为核心的党中央一直高度重视、持续推动健康中国建设。2016 年党中央、国务院印发的《“健康中国 2030”规划纲要》指出，推进健康中国建设，是全面建成小康社会、基本实现社会主义现代化的重要基础，是全面提升中华民族健康素质、实现人民健康与经济社会协调发展的国家战略。健康中国的主题是“共建共享、全民健康”，共建共享是基本路径，全民健康是根本目的。人人参与、人人尽力、人人享有，实现全民健康，需要全社会共同努力。党的二十大对新时代新征程上推进健康中国建设作出新的战略部署，赋予了新的任务使命，提出“把保障人民健康放在优先发展的战略位置，完善人民健康促进政策”。丛书建设抓住了健康中国建设的核心要义。

提升健康素养，需要终身学习。健康素养是人的一种能力：它能够帮助个人获取和理解基本的健康信息和服务，并能运用其作出正确的判断和决定，以维持并促进自己的健康。2008 年 1 月，卫生部发布《中国公民健康素养——基本知识与技能（试行）》，首次以政府文件的形式界定了居民健康素养，我很高兴签发了这份文件。此后，我持续关注该工作的进展和成效。经过多年的不懈努力，我国健康素养促进工作蓬勃发展，居民健康素养水平从 2009 年的 6.48% 上升至 2021 年的 25.4%，人民健康状况和基本医疗卫生服务的公平性、可及性持续改善，主要健康指标居于中高收入国家前列，为以中国式现代化全面推进中华民族伟大复兴奠定了坚实的健康基础。健康素养需要持续地学习和养成，丛书正是致力于此。

健康第一责任人，是我们自己。2019 年 12 月，十三届全国人大常委会第十五次会议通过了《中华人民共和国基本医疗卫生与健康促进法》，该法第六十九条提出“公民是自己健康的第一责任人，树立和践行对自己健康负责的健康管理理念，主动学习健康知识，提高健康素养，加强健康管理。倡导家庭成员相互关爱，形成符合自身和家庭特点的健康生活方式。”从国家法律到健康中国战略，都强调每个人是自己健康的第一责任人。只有人人都具备了良好的健康素养，成为自己健康的第一责任人，健康中国才有了最坚实的基础。丛书始终秉持了这一理念，能够切实帮助读者承担起自己的健康责任。

接受丛书编著邀请后，我多次听取了丛书工作委员会和人卫社的汇报，提出了一些建议，并录制了“院士说健康”视频。我很高兴能以此项工作为依托，为人民健康多做些有意义的工作。丛书工作委员会和人卫社的同仁们一致认为，这件事做好了，对提高国民特别是青少年健康素养意义重大！

2022 年 11 月，在丛书启动会议上，我提出丛书建设要做到心系于民、科学严谨、质量第一、无私奉献四点希望。2023 年 9 月，丛书“健康一生系列”正式出版！丛书建设者们高度负责、团结协作，严谨、创新、务实地推进丛书建设，让我对丛书即将发挥的作用充满了信心，也对健康科普工作有了更多的思考。

一是健康科普工作需把社会责任放在首位。丛书为做好顶层设计，邀请一批院士担任专家指导委员会的成员。院士们的本职工作非常繁忙，但他们仍以极高的热情投入丛书建设中，指导把关、录制视频，担任健康代言人，身体力行地参与健康科普工作。全国广大医务工作者也要积极行动起来，把社会责任放在首位，践行习近平总书记提出的“科技创新、科学普及是实现创新发展的两翼”之工作要求，把健康科学普及放在与医药科技创新同等重要的位置，防治并重，守护人民健康。

二是健康科普工作应始终心系于民。健康科普需要找准人民群众普遍关心的健康问题，有针对性地开展工作，方能事半功倍。丛书每一个系列都将开展健康问题征集活动，“健康一生系列”收集了两万余个来自大众的健康问题，说明人民群众的健康需求是旺盛的，对专家解答是企盼的。丛书组织专家对这些问题进行了认真的整理、分析和解答，并在正式出版前后组织群众试读活动，以不断改进工作，提升质量，满足人民健康需求，这些都是服务于民的重要体现。丛书更是积极尝试应用新技术新方法，为科普传播模式创新赋能，强化场景化应用，努力探索克服健康科普“知易行难”这个最大的难题。

三是健康科普工作须坚持高质量原则。高质量发展是中国式现代化的本质要求之一。健康科普工作事关人民健康，须遵从“人民至上、生命至上”的理念，把质量放在最重要的位置，以人民群众喜闻乐见的方式，传递科学的、权威的、通俗易懂的健康知识，要在健康科普工作中塑造尊重科学、学习科学、践行科学之风，让“伪科学”“健康谣言”“假专家”无处遁形。丛书工作委员会、各编委会坚持了这一原则，将质量要求落实到每一个环节。

四是健康科普工作要注重创新。不同的时代，健康需求发生着变化，健康科普方式也应与时俱进，才能做到精准、有效。丛书建设模式创新也是耳目一新，比如立足不同的应用场景，面向未来健康需求的无限可能，设计了“1+N”的丛书系列开放体系，成熟一个系列就开发一个；充分发挥专业学（协）会和权威专家作用，对每个系列的分册构建进行充分研讨，提出要从健康科普“读者视角”着眼，构建具有中国特色的国民健康知识体系；精心设计各分册内容结构和具有中华民族特色的系列 IP 形象；针对人民接受健康知识的主要渠道从纸媒向互联网转移的特点，设计纸数融合图书与在线健康知识问答库结合，文字、图片、视频、动画等联动的全媒体传播模式，全方位、全媒体、全生命周期服务人民健康等。

五是健康科普工作需要高水平人才队伍。人才是所有事业的第一资源。丛书除自身的出版传播外，着眼于健康中国建设大局，建立编写团队组建、遴选与培养的系列流程，开展了编写过程和团队建设研究，组建来自全国，老、中、青结合的高水平编者团队，且每个分册都通过编写过程的管理努力提升作者的健康科普能力。这项工作非常有意义。希望未来，越来越多的卫生健康工作者能以高度的社会责任感、职业使命感，以无私奉献的精神参与到健康科普工作中，以更多更好的健康科普精品，服务人民健康。

衷心希望，通过驰而不息的建设，丛书能让健康中国、健康素养、健康第一责任人的理念深入人心，并转化为建设健康中国的重要动力，成为国民追求和促进健康的重要支撑。

衷心希望，能以大型健康科普精品丛书为依托，培养一支高水平的健康科普作者队伍，增强文化自信的建设力量，从而更好地为中华民族现代文明贡献健康力量。

衷心希望，读者朋友们积极行动起来，认真汲取《相约健康百科丛书》中的健康知识，把它们运用到自己的生活里，让自己更健康，也为健康中国建设作出每个公民的贡献！

中国红十字会会长
中国科学院院士
丛书专家指导委员会主任委员
陈竺

2023 年 7 月

相约健康百科丛书

出版说明

健康是幸福生活最重要的指标，健康是 1，其他是后面的 0，没有 1，再多的 0 也没有意义。提升健康素养，是提高全民健康水平最根本、最经济、最有效的措施之一。党的二十大报告要求，加强国家科普能力建设，深化全民阅读活动。习近平总书记指出，科技创新、科学普及是实现创新发展的两翼，要把科学普及放在与科技创新同等重要的位置。在这一重要指示精神的指引下，人民卫生出版社（以下简称“人卫社”）努力探索让科学普及这“一翼”变得与科技创新同样强大，进而助力创新型国家建设。经过深入调研，团结广大医学科学家、健康传播专家、学（协）会、媒体、平台，共同策划出版《相约健康百科丛书》（以下简称“丛书”）。

为了帮助读者更好地了解和使用丛书，特将出版相关情况说明如下。

一、丛书建设目标

丛书努力实现五个建设目标，即：高质量出版健康科普精品，培养优秀的健康科普团队，创新数字赋能传播模式，打造知识共建共享平台，最终提升国民健康素养，服务健康中国行动落实和中华民族现代文明建设。

二、丛书体系构建

1. 丛书各系列分册设计遵从人民至上的理念，突出读者健康需求和视角。各系列的分册设计经过多轮专家论证、读者健康需求调研，形成从读者需求入手进行分册设计的共识，更好地与读者形成共鸣，让读者愿意读、喜欢读，并能转化为自身健康生活方式和行为。

比如，丛书第一个系列“健康一生系列”，既不按医学学科分类，也不按人体系统分类，更不按病种分类，而是围绕每个人在日常生活中会遇到的健康相关问题和挑战分类。这个系列分别针对健康理念养成，到人生面临的生、老、病问题，再到每天一睁眼要面对的食、动、睡问题，最后到更高层次的养、乐、美问题，共设立 10 个分册，分别是《健康每一天》《健康始于孕育》《守护老年健康》《对疾病说不》《饮食的健康密码》《运动的健康密码》《睡眠的健康密码》《中医养生智慧》《快乐的健康密码》和《美丽的健康密码》。

2. 丛书努力构建从健康知识普及到健康行为指导的全生命周期全媒体的健康知识服务体系。依靠权威学（协）会和专家的反复多次研究论证，从读者的健康需求出发，丛书构建了“1+N”系列开放体系，即以“健康一生系列”为“1”；以不同人群、不同场景的不同健康需求或面临的挑战为“N”，成熟一个系列就开发一个系列。“主动健康系列”“应急急救系列”“就医问药系列”“康养康复系列”“肿瘤防治系列”“心理健康系列”“口腔健康系列”“健康体检系列”在“十四五”期间陆续启动和出版。

3. 丛书建设有力贯彻落实“两翼论”精神，推动健康科普高质量创新发展。丛书除自身的出版传播外，还建立编写团队组建、遴选与培养的系列流程，开展了编写过程和团队建设研究，组建来自全国，老、中、青结合的高水平编者团队，并通过编写过程的管理努力提升作者的健康科普能力。丛书建设部分相关内容还努力申报了国家“十四五”主动健康和人口老龄化科技应对重点专项；以“《相约健康百科丛书》策划出版为基础探索全方位、立体化大众科普类图书出版新模式”为题，成功获得人卫研究院创新发展研究项目支持。

三、丛书创新特色

1. 体现科学性、权威性、严谨性。为做好丛书的顶层设计、项目实施和编写出版工作，保障科学性，成立丛书专家指导委员会、工作委员会和各分册编委会。

第十二届、十三届全国人大常委会副委员长，中国红十字会会长陈竺院士担任丛书专家指导委员会主任委员，国家卫生健康委员会副主任李斌、中国计划生育协会常务副会长于学军、中华预防医学会名誉会长王陇德院士、中国健康促进基金会创会理事长白书忠等担任副主任委员，三十余位院士应邀担任委员。专家们积极做好丛书顶层设计、指导把关工作，录制“院士说健康”视频，审阅书稿，甚至承担具体编写工作……他们率先垂范，以极高的社会责任感投入健康科普工作，为全国医务工作者参与健康科普工作树立了榜样。

人民卫生出版社、中国健康促进基金会、中国计划生育协会、中华预防医学会、中国科普研究所、全国科学技术名词审定委员会、健康报社、新华网客户端《新华大健康》等机构负责健康科普工作的领导和专家组成了丛书工作委员会，并成立了丛书工作组，形成每周例会、专题会、组建专班等工作机制，确保丛书建设的严谨性和高质量推进。

各系列各分册编委会均由相关学（协）会、医学院校、研究机构等领域具有卓越影响力的专家组成。专家们面对公众健康需求迫切，但优秀科普作品供给不足、科普内容良莠不齐的局面，均以极大的热忱投入丛书建设与编写工作中，召开编写会、审稿会、定稿会等各类会议，对架构反复研究，对内容精益求精，对表达字斟句酌，为丛书的科学性、权威性和严谨性提供了可靠保证。

2. 彰显时代性、人民性、创新性。习近平总书记在文化传承发展座谈会上发表重要讲话，强调“在新的起点上继续推动文化繁荣、建设文化强国、建设中华民族现代文明，是我们在新时代新的文化使命”。丛书以“同中国具体实际相结合、同中华优秀传统文化相结合”理念为指导，彰显时代性、人民性、创新性。

丛书高度重视调查研究工作，各个系列都会开展面向全社会的问题征集活动，并将征集到的问题融入各个分册。此外，在正式出版前后都专门开展试读工作，以了解读者的真实感受，不断调整、优化工作思路和方法，实现内容“来自人民，根植人民，服务人民”。

在丛书整体设计和 IP 形象设计中，力求用中国元素讲好中国健康科普故事。丛书在全程管理方面始终坚持创新，在书稿撰写阶段，即采用人卫投审稿平台数字化编写方式，从源头实现“纸数融合”。在图书编写过程中，同步建设在线知识问答库。在图书出版后，实现纸媒、电子书、音频、视频同步传播，为不同人群的不同健康需求提供全媒体健康知识服务。

3. 突显全媒性、场景性、互动性。丛书采取纸电同步方式出版，读者可通过数字终端设备，如电脑、手机等进行阅读或“听书”；同时推出配套数字平台服务，读者可通过图书配套数字平台搜索健康知识，平台将通过文字、语音、直播等形式与读者互动。此外，丛书通过对内容的数字化、结构化、标引化，建立与健康场景化语词的映射关系，构建场景化知识图谱，利用人们接触的各类健康数字产品，精准地将健康知识推送至需求者的即时应用现场，努力探索克服健康科普“知易行难”这个最大的难题。

四、丛书的读者对象、内容设计和使用方法

参照《中国公民健康素养 66 条》锁定的目标人群，丛书读者对象定为接受九年义务教育及具备以上文化水平的人群，采用问答形式编写，重点选择大众日常生活中“应知道”“想知道”“不知道”和“怎么办”的问题。丛书重在解决“怎么办”，突出可操作性，架起大众对“预防为主”和“一般健康问题”从“为什么”到“怎么办”的桥梁，助力从“以治病为中心”向“以健康为中心”转变。

丛书是一套适合普通家庭阅读、查阅和收藏的健康科普书，覆盖日常生活中会遇到的常见健康问题。日常阅读，可以有效提升健康素养；遇到健康问题时查阅对应内容，可以达到答疑解惑、排忧解难的目的。此外，丛书还配有丰富的富媒体资源，扫码观看视频即可接收来自专家针对具体健康问题的进一步讲解。

《庄子·内篇·养生主》提醒我们：“吾生也有涯，而知也无涯，以有涯随无涯，殆已！”如何有效地让无穷的医学知识转化为有限的健康素养，远远不止“授人以渔”这么简单，这需要以大型健康科普精品出版物为依托，培养一支高水平的健康科普作者队伍；需要积极推进相关领域教育、科技、人才三位一体发展，大力弘扬科学精神和科学家精神；还需要社会各界积极融健康入万策，并在此基础上努力建设健康科学文化，增强文化自信的建设力量，从而更好地为中华民族现代文明建设贡献健康力量。

衷心感谢丛书建设者们和读者们的大力支持，让我们共同努力，为健康中国建设和中华民族现代文明建设作出力所能及的贡献。

丛书工作委员会

2023 年 7 月

前　言

中青年人群在家庭与社会中肩负着重要的责任和义务，面临各种压力与挑战，健康问题日益突出。中青年人群成为高血压、糖尿病等常见慢性非传染性疾病（简称“慢性疾病”）患病率增长最快的群体，心源性猝死的相关报道屡见不鲜；全癌种的发病率和死亡率分别从 35~39 岁年龄组及 40~44 岁年龄组开始显著增加。

一项针对职场中青年人群的调查显示，超过 60% 的人害怕看体检报告，近半数的人甚至抗拒体检。同时，在体检人群中普遍存在“三重三轻”现象：重基础项目，轻深度筛查；重即时指标，轻动态追踪，忽视历年体检数据对比分析；重异常指标，轻系统干预，对体检异常结果缺乏科学应对。这种“检而不管、管而不准”的现状，使中青年人群成为慢性疾病防控链条中的薄弱环节。

为此，《相约健康百科丛书》“健康体检系列”特别编写《相约健康百科丛书——中青年体检：关注风险 防患未然》这一分册，旨在围绕中青年人群健康体检中常见和关注的问题，为大家提供权威、实用、易懂的健康科普知识。

本书以“风险预警 - 科学认知 - 精准干预”为主线，系统梳理五大核心健康主题，聚焦内分泌代谢性疾病、心脑血管疾病、结节与肿瘤、衰老的疾病风险与常见的健康体检误区，并从运动、睡眠、心理、营养四大“健康支柱”出发，提出可操作的健康行为指导，帮助读者延缓疾病进展，降低衰老风险。

王建安院士
说健康

本书编写团队由 17 家综合性三级甲等医院的 20 余名健康管理专家组成，力求内容基于相关指南与循证医学证据，以确保科学性；通过“为什么”“怎么办”的可读性问答形式，将专业知识转化为通俗易懂的行动建议；引入“血管年龄”“认知储备”等关键词汇，凸显早期健康干预的“复利效应”，降低未来发生心脑血管事件及认知衰退的风险，从而帮助读者建立“健康储蓄”优于“疾病透支”的终身自我健康管理理念。

本书主要面向 30~60 岁中青年人群，尤其适合职场人士、慢性疾病高风险群体及健康管理从业者阅读，也可作为基层医疗机构开展健康教育的参考用书。在编写过程中，得到编写单位诸多医护人员的支持，在此谨表谢忱。

健康是人生最宝贵的财富，而科学的健康认知是守护这份财富的第一道屏障。愿本书能成为您抵御疾病风险、拥抱健康生活的智慧伙伴。

宋震亚　郭智萍

2025 年 4 月

相约健康百科丛书 健康体检系列

目录

第一章 内分泌代谢性疾病

健康体检系列

第二章 心脑血管疾病风险

第三章 结节与肿瘤风险

第四章 衰老风险

第五章 健康干预秘籍

第一章

内分泌代谢性疾病

一

肥胖的风险

1. 为什么**肥胖症**是一种疾病

研究发现，肥胖程度越高，患多种复杂合并症的风险也越高。89.1% 的肥胖患者至少合并一种并发症，出现大于等于四种合并症的风险是体重正常人群的 12.4 倍。

关键词

代谢紊乱　肥胖

专家说

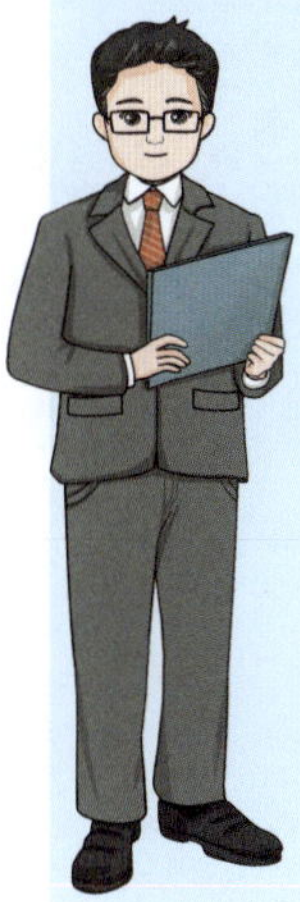

在现代社会，肥胖越来越常见，很多人觉得这只是生活条件变好的表现而已，无伤大雅。实则不然，肥胖症正以一种复杂的慢性疾病形式展现给我们，对健康造成了深远影响。

肥胖不仅仅是体重的增加，由于体内脂肪组织过度堆积或分布而影响身体器官、系统等发生一系列生理和代谢的变化，从而增加了许多慢性疾病的发生风险。

由于肥胖症患者体内出现各种代谢紊乱，常常合并代谢相关疾病，包括胰岛素抵抗、糖尿病及糖尿病前期，心脑血管疾病（冠心病、高血压、脑卒中、血脂紊乱、肺栓塞、心力衰竭等），以及脂肪肝、高尿酸血症、生殖健康问题、肿瘤高发、痴呆等。其中高血脂、高血压、高血糖、高尿酸等是引起我国居民死亡前两位的慢性疾病——脑卒中和冠心病的重要危险因素。研究表明，肥胖人群最常见的并发症是脂肪肝，占比高达 81.8%，其次分别为血脂异常，占比 42.4%；糖尿病前期和高血压，占比均为 36.9%。

此外，脂肪堆积给身体多个器官造成压迫，导致肥胖人群容易合并一些与物理压迫相关的疾病，包括阻塞性睡眠呼吸暂停综合征、哮喘 / 反流性气道疾病、骨关节炎、张力性尿失禁、胃食管反流病，而这些疾病也影响其他疾病的治疗，如阻塞性睡眠呼吸暂停综合征使血压难以控制、长期夜间缺氧导致认知功能减退；如因骨关节炎而造成行动不便或难以运动，从而进入体重继续增长的恶性循环等。

研究还显示，肥胖人群常合并焦虑、抑郁等心理疾病，这些心理疾病影响治疗效果。

健康加油站

关于肥胖的预防主要是生活方式的管理，做好“管住嘴迈开腿”是基础！

减少高热量、高脂肪和高糖食物的摄入，增加蔬菜、水果和全谷物的摄入，保持饮食的多样性和均衡性。每周至少进行 150 分钟的中等强度有氧运动，如快走、游泳或骑自行车，以及两次或以上的肌肉强化活动。同时，改变不良生活方式，保证充足的睡眠，劳逸结合避免压力过大，定期监测体重，通过健康饮食和运动来维持健康的体重。

当然，对于肥胖合并相关并发症的人群需要及时就医，在医生的指导下可进行药物减重或手术减重，同时治疗相关并发症。虽然肥胖已然成为了一种疾病状态，但只要我们能够主动管理体重及其相关并发症，就能将其危害降到最低。

（江孙芳　曹　晨）

关键词

糖代谢　胰岛素抵抗

2. 为什么**肥胖者**容易患**糖尿病**

肥胖程度越高，发生糖尿病前期和 2 型糖尿病的风险就越大。研究表明，肥胖人群发生糖尿病前期和 2 型糖尿病的概率分别是 43.1% 和 23.0%。

专家说

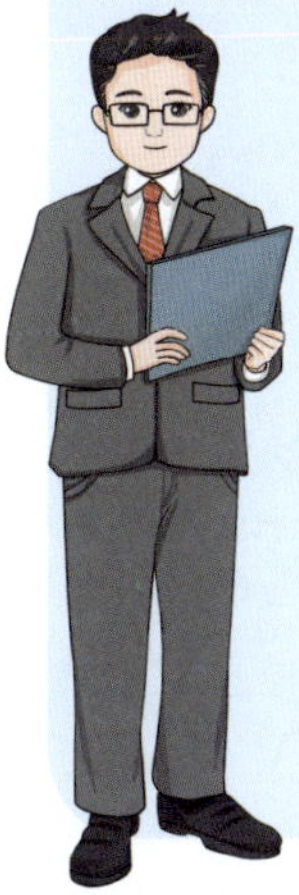

糖尿病是一种以高血糖为特征的代谢性疾病，主要分为 1 型糖尿病和 2 型糖尿病。其中，2 型糖尿病与肥胖的关系更密切。据统计，肥胖人群患 2 型糖尿病的风险是正常体重人群的 6~20 倍。

肥胖者容易患糖尿病的原因

1. 胰岛素抵抗　胰岛素和胰高血糖素是维持血糖稳定的两个重要激素，其中胰岛素负责降低血糖，当血糖升高时（如进食后）胰岛素可以让血糖降低，从而维持正常血糖水平。而胰岛素抵抗是指机体对胰岛素的反应性降低，也就是说降低同样程度的血糖需要更多的胰岛素。肥胖人群往往伴有胰岛素抵抗，长期胰岛素抵抗可使胰岛功能降低、衰竭，血糖控制容易出现波动，从而出现糖尿病前期或者发生糖尿病。

2. 氧化应激和炎症反应 是机体细胞层面的变化，对细胞来说是一种损害。肥胖人群因脂肪堆积，脂肪细胞增多和体积增大释放大量炎症因子和脂肪因子，通过氧化应激和炎症介质激活造成脂毒性（脂肪对全身系统造成危害）和代谢紊乱，干扰胰岛素的信号传导，降低身体细胞对胰岛素的敏感性。肥胖人群产生过多的糖、游离脂肪酸，会刺激胰岛β细胞分泌更多的胰岛素，血液中长期高胰岛素水平也会降低细胞对胰岛素的敏感性。换句话说，有些胰岛素不能起效，需要更多的胰岛素去降低血糖，长期大量胰岛素的过度消耗容易发生糖尿病。

3. 其他 肥胖常伴随着高血脂和高血压等其他代谢异常，这些因素共同作用，影响胰岛素在体内的运输和分布，降低胰岛素的作用效果。此外，遗传和环境因素也是肥胖人群发生糖尿病的重要因素。

健康加油站

预防肥胖人群发生糖代谢异常的关键是积极减重，改善胰岛素抵抗。对于还没有出现糖代谢异常的肥胖人群来说，如果能积极减轻体重可预防糖尿病前期发展为糖尿病；对于已经出现糖尿病前期或糖尿病诊断的肥胖人群来说，有效减重可使糖代谢异常得到缓解甚至恢复正常。

（江孙芳　曹　晨）

3. 为什么**肥胖者**更容易发生**痴呆**

关键词

认知功能　脑功能

研究显示，认知功能下降和内脏脂肪的堆积及体重指数（BMI）的升高密切相关，用数字来说，内脏脂肪每增加 0.27kg 或 BMI 每增加 4.52kg/m^2，认知年龄就会衰老 0.7 年。相应地，如果体重每下降 1%，大脑衰老的速度就会降低 8.9 个月。

专家说

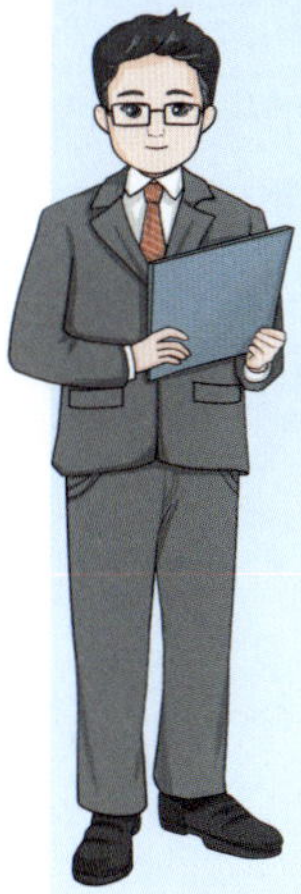

我们常说的痴呆最常见的表现是记忆力下降、学习能力下降，它是一种进行性的慢性疾病，其早期表现是认知功能下降，俗称“变笨”。目前多项研究证实，肥胖会导致认知功能下降。

肥胖导致认知功能下降甚至发生痴呆的原因

首先，肥胖人群往往伴有代谢紊乱，如血脂异常、血糖代谢紊乱、血压升高等，这些可能产生慢性炎症、氧化应激、胰岛素抵抗等状况，从而损伤脑细胞，进一步影响大脑功能，增加痴呆的发生风险。

其次，肥胖会影响大脑活动，随着体重的增加，大脑功能区域的活动和脑血流量都会下降，血流量的下降使脑细胞不能得到充足的营养与支持，从而导致“变笨”，进一步导致痴呆的发生。

最后，肥胖人群体内有较多的脂肪细胞，它们会影响脂肪酸、脂蛋白和脂肪因子在血液循环中的浓度水平，这些脂肪细胞可以穿透血脑屏障，破坏细胞信号传导的稳态、突触的可塑性和记忆功能以及各种神经元细胞的维持，从而影响认知功能。

健康加油站

肥胖者如何预防痴呆发生

1. 维持健康体重 减轻体重是根本，不仅可以改善代谢情况和胰岛素抵抗情况，也能减少血液中的脂肪水平，从而降低痴呆的发生风险。

2. 规律性运动锻炼 研究显示，任何年龄段的运动都对认知功能下降有改善作用，保持规律的运动，特别是有氧运动可延缓认知衰退。

3. 健康饮食 均衡的饮食一方面有助于控制体重，另一方面能够提供大脑所需的营养素，保护认知功能。

4. 积极用脑 保持大脑活跃，如阅读、下棋或与人交谈，都有助于锻炼大脑，预防痴呆。

（江孙芳　曹　晨）

4. 为什么肥胖者容易发生关节炎

关键词：关节负重　骨营养代谢

肥胖人群关节炎的发生率为 12%~43%。研究显示，体重每增加 4.5kg，膝骨关节炎发生率可增长 40%。

专家说

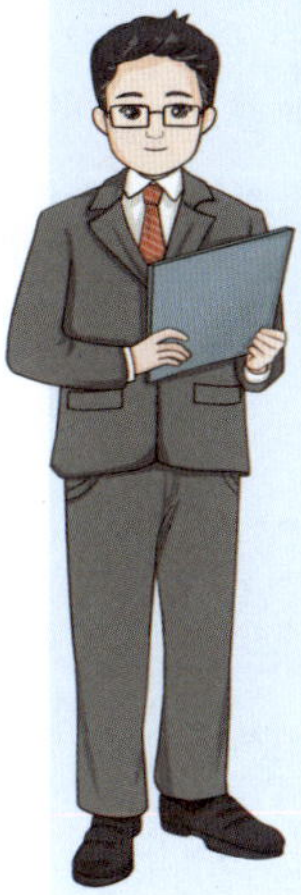

我们有时会看到严重肥胖者行动不便，这就是体重增加对关节的影响。

肥胖者容易发生关节炎的原因

首先，在人们行走时，膝盖所承受的重量是体重的 3~6 倍，体重每增加 10kg，行走时膝关节将增加 30kg 的重量，上楼时膝关节则相当于增加 70kg 的重量。肥胖者由于体重增加，对负重关节（膝关节和髋关节）的负荷也随之增加。这种额外的压力会导致关节表面受力不均，加速软骨的磨损和缺损，最终可能导致骨赘形成，引发骨关节炎。负重关节长期超负荷运转，可使关节磨损增加，其寿命也会大大缩短。

其次，肥胖者往往伴随着血糖代谢紊乱、脂肪代谢异常，从而影响关节软骨的营养与代谢。异常代谢过程中产生的有害因子会加剧局部的炎症，加速软骨退化，促进骨关节炎的发生。肥胖人群多伴随嘌呤代谢异常，是高尿酸血症高发人群，高尿酸导致尿酸盐在关节内异常沉积，也会早早诱发关节炎的发生。

再次，肥胖者体内脂肪细胞产生多种可以促进炎症形成的脂肪因子和细胞因子，从而对关节组织（包括软骨、关节滑膜和软骨下骨）产生危害，进一步导致关节受伤。

最后，肥胖者往往无规律的运动习惯，不运动导致体重进一步增加，体重增加后希望通过运动减肥，但因平时缺乏锻炼，加上体重负荷大，运动后往往容易并发膝关节疼痛、滑膜炎、半月板损伤、足底筋膜炎等运动损伤，这些损伤会进一步限制其运动能力。肥胖者的运动方式受限，从而很难通过运动增加能量消耗，而摄入量如果没得到很好控制，就会导致体重进一步增加，造成恶性循环。

健康加油站

肥胖者关节容易损伤的原因多种多样，包括增加的机械负荷、代谢异常、脂肪组织的内分泌活性以及不良的生活方式。减轻体重、健康饮食和适度运动是预防关节损伤的重要措施。体重的减轻可以降低关节的负担，减少关节损伤的风险，从而保护关节健康。

（江孙芳　曹　晨）

5. 为什么**肥胖**会影响**生育功能**

研究显示，对女性来说，体重指数（BMI）为 28~33kg/m^2 出现无排卵性不孕的概率是 BMI 为 18~22kg/m^2 的 2.7 倍；当 BMI>29kg/m^2 时，BMI 每增加 1kg/m^2，自然受孕率下降约 4%。对男性来说，BMI ≥30kg/m^2 者，出现不育的概率比正常男性高 36%。

关键词

排卵障碍　精子质量

专家说

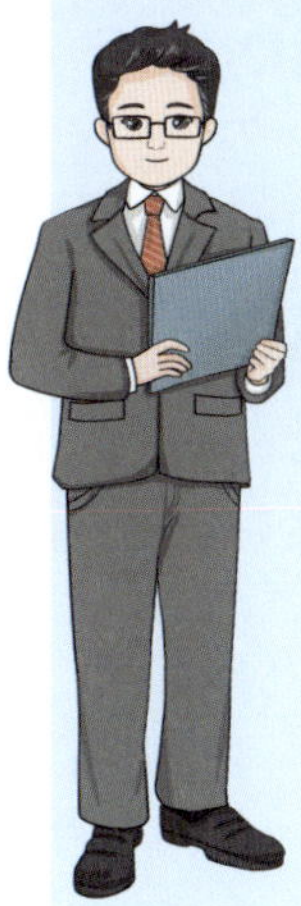

肥胖会影响生育功能，其对男性和女性的影响原因各有不同，但均会使生育能力下降。

肥胖对女性生育功能的影响

1. 排卵障碍和月经周期不规律　肥胖导致的激素变化，包括高胰岛素血症、胰岛素抵抗等，这些变化共同作用于下丘脑，导致性腺激素分泌异常，卵泡发育减少和孕激素水平下降，这可能导致月经周期不规律、无排卵或排卵障碍，从而影响生育功能。

2. 多囊卵巢综合征的发生　肥胖是多囊卵巢综合征（PCOS）的重要危险因素，PCOS 患者常伴有月经不调、卵泡发育受阻以及雄激素水平升高等症状，这些症状直接影响女性的生育能力。

3. 影响卵子和胚胎质量 肥胖会改变卵泡液的微环境，对卵母细胞产生不良影响，加之肥胖者往往合并各种代谢紊乱，影响女性卵母细胞的生长及发育，从而影响胚胎质量。

4. 影响子宫内膜的环境 肥胖会影响子宫内膜环境，进而影响受精卵着床。例如，肥胖合并 PCOS 患者因胰岛素抵抗导致子宫内膜细胞异常增生，影响子宫内膜蜕膜化，从而导致月经周期紊乱、不孕及流产。

5. 影响辅助生殖技术的结局 肥胖女性在辅助生殖技术中更容易出现促性腺激素使用剂量增加、临床妊娠率和活产率低等现象。

肥胖对男性生育功能的影响

1. 影响性激素代谢 脂肪组织中的芳香化酶活性增加，导致雄激素过度转化为雌激素，体内睾酮水平下降，影响性激素代谢。

2. 导致精子质量下降 肥胖的男性往往会出现精子质量和数量的下降，这与脂肪组织中的雌激素和炎症因子有关。高体重和高脂肪含量会导致睾丸温度升高，从而进一步影响精子质量。

3. 导致生育能力下降 肥胖会干扰正常的精子和卵子结合，影响受孕的机会。此外，肥胖还会导致精子 DNA 损伤、染色体异常等问题，进一步降低受孕的可能性。

健康加油站

肥胖通过多种机制影响男女的生育能力，包括内分泌紊乱、排卵障碍、卵子和精子质量下降等。因此，对于计划怀孕的夫妇来说，保持健康的体重对于提高生育能力和改善妊娠结局至关重要。通过健康的饮食、规律的运动和适当的减重措施，可以显著提高生育健康和成功率。

（江孙芳　曹　晨）

关键词

肥胖　癌症

6. 为什么**肥胖**会增加**癌症**的发生风险

癌症在超重和肥胖人群中发病率显著增高。肥胖与结直肠癌、食管腺癌、肾癌、胰腺癌、男性甲状腺癌、女性胆囊癌、子宫内膜癌和绝经后乳腺癌等多种癌症的发生相关。

专家说

肥胖不仅影响体型，还可能悄悄地增加机体罹患癌症的风险，其中的原因是多方面的，了解背后的原理可以帮助我们更好地保护自己。

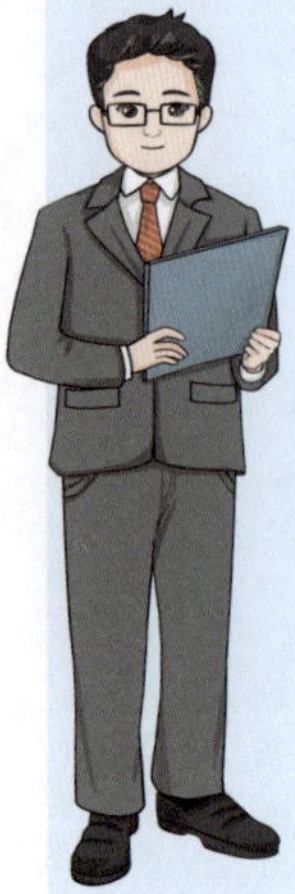

发生肥胖时，身体会长期处于一种低水平的慢性炎症状态。炎症是一种身体自然的防御反应，但当它持续不断时，就会变成问题。一方面，脂肪细胞变大并不断扩展，导致脂肪组织缺氧，从而引发局部炎症反应，并促使脂肪组织中的巨噬细胞等免疫细胞释放炎症因子，这些细胞因子向细胞释放信号，告诉细胞要不断地复制增长，这就是细胞癌变的开始。另一方面，脂肪组织释放的炎症因子进入血液循环，导致全身性低水平炎症，这种状态会改变机体的微环境，为癌细胞的生长和扩散提供条件。

肥胖时，体内的免疫系统失调也为癌症的发生提供了温床。一方面，免疫系统的监视能力下降了，本该识别并清除癌变细胞，但在肥胖状况下这种能力会被削弱。例如，肥胖者体内主要负责杀伤癌细胞的免疫细胞数量和活性下降，同时免疫抑制细胞数量增加，这些细胞能进一步抑制杀伤性免疫细胞的活性，大大提高了癌细胞逃脱监视的可能，从而促进肿瘤的生长和转移。另一方面，全身长期的慢性炎症会导致人体免疫系统的“疲惫”，免疫细胞变得“迟钝”，使肿瘤微环境更利于癌细胞的生存和扩散。

此外，肥胖还会通过降低胰岛素敏感性、升高雌激素水平及改变肠道菌群等机制，进一步增加癌症的发生风险。

健康术语

免疫系统

免疫系统是身体中的“防御部队”，专门保护人体免受细菌、病毒和其他有害物质（包括癌变细胞）的侵害。当病原体进入体内或者细胞发生癌变时，免疫系统会迅速启动，通过一系列复杂的反应来识别、中和、吞噬或杀死它们。此外，免疫系统还有记忆功能，能够记住以前遇到过的病原体，这样下次同样的病原体再次入侵时，免疫系统可以更快地做出反应，提供更有效的保护。

（江孙芳　曹　晨）

关键词

动脉粥样硬化　脑卒中

7. 为什么肥胖者需要评估心脑血管疾病的发生风险

肥胖人群常常合并动脉粥样硬化、冠心病、脑卒中等心脑血管疾病，我国约有 10% 的冠心病和 8% 的脑卒中是由肥胖导致的。

专家说

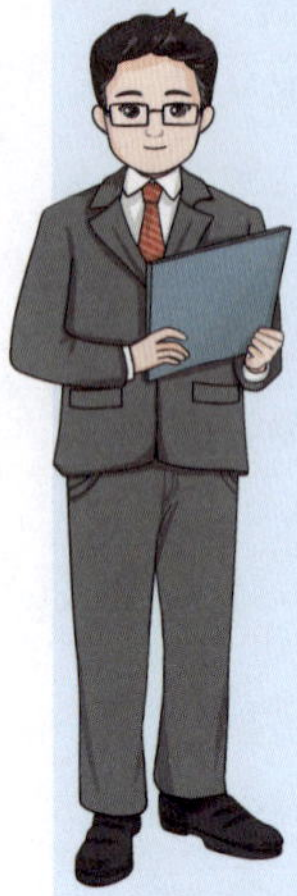

肥胖是心脑血管疾病的危险因素，肥胖人群患这类疾病的风险较非肥胖人群更高，其中的原因有哪些呢？

肥胖最主要的表现是全身脂肪组织体积增加和分布异常，同时全身血容量和液体潴留增加，这些都会导致肥胖人群易伴有高血糖、高血脂、高血压，加上血管壁因全身慢性炎症受到损伤，这些因素促进了动脉粥样硬化的发生，进而增加了肥胖人群患冠心病、脑卒中等心脑血管疾病的风险。

此外，肥胖还能引起心脏形态和结构的改变，并且这些异常改变与肥胖的严重程度相关，主要表现包括左心房的扩大和左心室壁的增厚，这些病理变化会引起心脏功能的下降，从而出现心力衰竭或者心律失常。

肥胖人群发生心脑血管疾病的风险高，且肥胖相关的心脑血管疾病在早期隐匿无症状，如肥胖引起的动脉硬化、胰岛素敏感性降低等问题，因此对肥胖人群进行心脑血管疾病风险评估，有助于早发现问题并及时制订干预方案，降低严重并发症和死亡的风险，提高肥胖人群的生活质量和预期寿命。

健康加油站

哪些检查用于评估肥胖人群患心脑血管疾病的风险

1. 身体测量包括身高、体重、腰围、臀围、体成分测量，主要用于评估肥胖程度。

2. 血液学检查包括血脂、血糖（包括糖化血红蛋白和空腹血糖）、肝功能、肾功能、炎症指标等，主要用于评估是否出现代谢紊乱。

3. 心血管系统检查包括血压、心电图、超声心动图、颈动脉超声、踝肱指数、动脉硬度检测、心肺运动功能评估等，主要用于评估是否患有高血压、心律失常、心力衰竭、冠心病、动脉硬化等。

4. 脑血管系统检查包括头颅 MRI 或 CT、经颅多普勒超声、认知功能评估等，主要用于评估是否出现脑血管狭窄以及脑缺血引起的脑实质损伤和认知障碍等。

（江孙芳　曹　晨）

8. 如何合理选择自己的减重目标与减重方法

关键词

长期坚持　健康减重

对于肥胖人群，合理选择减重目标和方法极其重要。需要患者在医生的专业评估和建议的基础上，结合自身意愿和喜好，选择可以长期坚持的减重方法，以达到健康减重的目标。

专家说

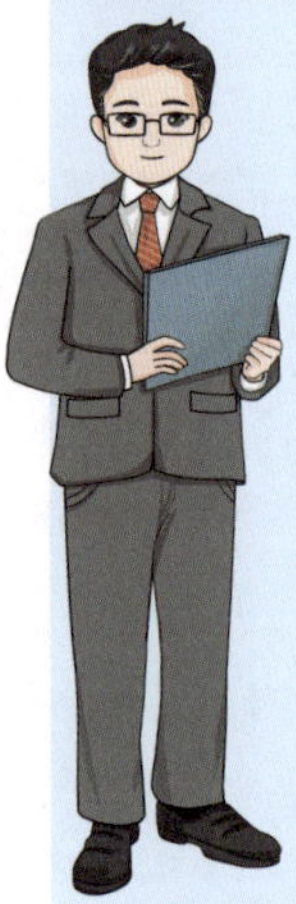

减重不是一蹴而就的“冲刺”，而是一件需要科学规划和长期坚持的事情。合理的减重目标和方法，不仅能让减重过程更轻松，还能让身体更健康。那么，如何找到适合自己的减重目标和方法呢?

由于减重目标和方法的制订与肥胖的程度和是否伴有其他疾病密切相关，因此建议肥胖人群首先寻求专业医生的帮助。医生会通过系统的专业检查来评估患者的全身状况，形成对肥胖的综合诊断，这样患者也能够更好地了解自己的身体情况，如基础代谢率、体脂率等。

对于大部分肥胖人群，减重目标可设定为在 3~6 个月之内减去体重的 5%~15% 并维持，对于中、重度肥胖症患者则可适当提高减重目标。考虑到大部分肥胖症治疗周期较长，实现个体化最佳体重时间较久，为增进激励作用、减轻痛苦感受，可根据个体情况设立多个短期阶段目标并逐一攻克。同时要注意不能太过追求减重速度，过快的减重速度会对身体造成伤害，并使减重难以长期坚持，一般来说每周减重 0.5~1kg 是较为安全的速度。

目前的减重方法主要分为生活方式干预（包括饮食控制和加强运动）、药物治疗和手术治疗，其中后两者应主要听从医生的建议。在饮食选择和运动方式方面，应结合自己的生活方式习惯和偏好，选择自己喜欢和方便的运动方式。同时应注意并避免过度挨饿和过度运动，可以从低强度运动开始循序渐进，尤其是伴有糖尿病、心脑血管疾病的肥胖人群，这样才能实现健康减重。

健康加油站

不同强度的活动项目有哪些

活动强度	活动项目
低	洗碗、熨烫衣服、台球
中	手洗衣服、中速步行(5km/h)、乒乓球、骑自行车(12~16km/h)、瑜伽、健身操
高	网球、一般慢跑、慢速跳绳
极高	游泳

健康云课堂

如何合理选择减重目标与减重方法

（江孙芳　曹　晨）

关键词

合理膳食　运动

9. 如何通过饮食、运动等方式进行**减重**

减重是涉及饮食、运动等生活方式管理的综合过程，其关键在于"能量摄入小于能量消耗"。科学饮食可以控制能量摄入，科学运动可以增加能量消耗、提高基础代谢率。

健康术语

抗阻训练

抗阻训练是指通过对抗外部阻力来增强肌肉力量、耐力和体能的一种训练方式。训练中使用的阻力可以来自自身的体重、重力、弹力带、固定器械等，训练方法包括静力性练习和动力性练习。静力性练习指肌肉进行静态收缩而不引起关节活动，如平板支撑；动力性练习则是肌肉进行有关节运动的收缩，如举哑铃或做俯卧撑等。

专家说

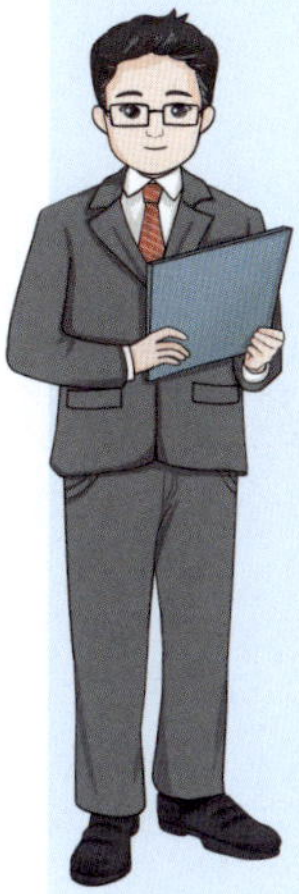

饮食控制并不是一味地少吃，而是要“聪明”地吃，通过合理膳食可以使减重变得不那么痛苦。一般来说，男性减重人群每日能量摄入控制在 1 200~1 500kcal，女性减重人群控制在 1 000~1 200kcal，也可以在过往能量摄入的基础上减少 500~1 000kcal。

控制能量摄入的第一步是减少高热量食物的摄入，如油炸、含糖饮料、甜点、糖果、肥肉等。同时主食增加粗粮减少精白米面摄入，保证充足的蔬菜和水果摄入以及品种多样性；多吃鱼虾、鸡胸肉、豆腐、鸡蛋等不仅可以保证优质蛋白摄入，还能增加饱腹感，保持肌肉量。

此外，为了满足饱腹感的同时减少能量摄入，可以改变进餐顺序，同时养成细嚼慢咽的进餐习惯，按照蔬菜 - 肉类 - 主食的顺序进餐。适当选取坚果和低能量高膳食纤维的食物作为零食，坚持少量多餐的原则也是抵抗饥饿感的好方法。

在减重期间，肥胖的成年人应每周进行 150~420 分钟的有氧运动，如快走、慢跑、游泳、骑自行车等，以及每周 2~3 次、每次 10~20 分钟的抗阻训练，如深蹲、哑铃等，并配合每周 2~3 次、每次 10~20 秒重复 2~4 次的静态拉伸，以增强身体柔韧性。但应注意对关节等运动器官的保护，严防运动相关损伤，如关节磨损等。同时，在日常活动中，小小的行为改变也可以带来更多的能量消耗，如用走楼梯代替乘坐电梯，用骑车或公共交通工具出行代替开车，久坐工作时应每小时活动 5 分钟等。

此外，保证充足和规律的睡眠，通过冥想等方式减压，都有助于更有效地实现减重。

（江孙芳　曹　晨）

10. 可以自行购买**减肥药**进行**减重**吗

俗话说是药三分毒，减肥药也同样具有特定的用药指征和不良反应。因此，减肥药必须在医生的指导下使用，自行购买和使用减肥药可能会对健康带来严重的损害。

专家说

减肥药并不一定是减重的首选方式，同时具有特定的用药指征，通常适用于以下几类人群。

1. 通过单纯饮食和运动等生活方式干预后不能达到满意减重目标的人群。

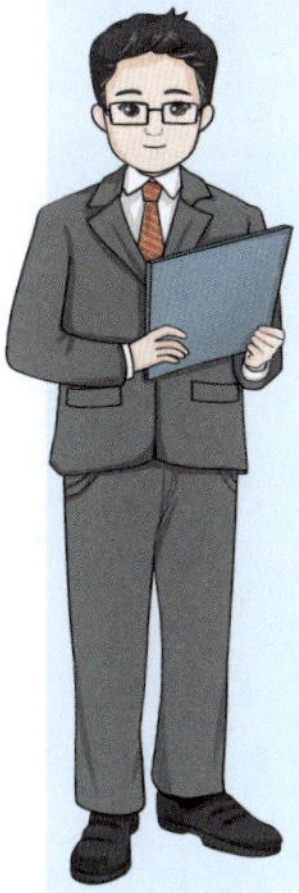

2. 初始体重特别重的人群。

3. 合并高血压、高血糖、高血脂、脂肪肝、心脑血管疾病的人群。

所有的减肥药物都有一定的适用范围和禁忌证，不一定适合所有肥胖人群，比如奥利司他不适用于胆汁淤积症患者和使用环孢霉素者，利拉鲁肽和司美格鲁肽不适用于具有甲状腺髓样癌个人史或家族史的患者，这些都是容易被忽视的重要问题，需要医生的专业提醒。

所有的减肥药都有一些不良反应，常见的是恶心、呕吐、低血糖等，这些不良反应通常与减肥药的使用剂量有关，因此需要在医生的建议下从小剂量开始逐步增加剂量，自行使用常常出现“用药过猛”的情况，可导致严重的不良反应。利拉鲁肽和司美格鲁肽等可能引起胰腺炎，奥利司他可能引起脂肪泻、脂溶性维生素（维生素 A、D、E、K）缺乏等，安非他酮可能引起头痛、失眠等。医生的专业指导能够帮助患者有效减轻或避免不良反应，确保药物使用的安全性。

此外，目前我国市面上还存在许多不合格的减肥药，这些产品不仅未能通过正规审批，甚至非法添加违禁成分，如西布曲明、酚酞、麻黄碱等，严重危害消费者健康。因此，肥胖症患者应当通过正规途径购买减肥药，避免上当受骗。

健康术语

低血糖

低血糖是指血液中的葡萄糖水平低于正常范围的病理状态，通常定义为血糖水平低于2.8mmol/L（50mg/dL），是减肥药常见的不良反应之一。主要表现有头晕、乏力、心慌、手抖、焦躁，严重时可出现意识模糊甚至昏迷。如出现低血糖症状，应迅速进食果汁、巧克力等高糖食物来提高血糖，同时可以在医生的指导下适当调整减肥药的剂量。

（江孙芳　曹　晨）

二

“四高”的风险

11. 什么是“四高”，你真的了解它们吗

关键词：高血压　高血糖　高血脂　高尿酸

我们通常所说的“四高”，是指高血压、高血糖、高血脂及高尿酸。大部分“四高”患者没有什么临床症状，常通过健康体检发现指标异常后被诊断。那么，怎么来判断自己是不是“四高”了？我们先简单了解一下“四高”。

专家说

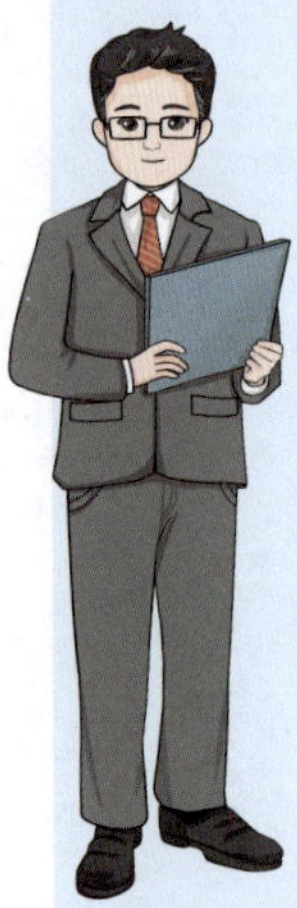

高血压

《中国高血压防治指南（2024 年修订版）》对高血压是这样定义的：在未使用降压药的情况下，诊室血压 ≥ 140/90mmHg；或者家庭血压 ≥ 135/85mmHg；或者使用 24 小时动态血压仪监测，24 小时平均血压 ≥ 130/80mmHg，白天平均血压 ≥ 135/85mmHg，夜间平均血压 ≥ 120/70mmHg。

1 次诊室血压或者家庭血压达到上述标准，是否就能确诊为高血压呢？

在高血压诊断时，诊室血压需要非同日 3 次测量，并且 3 次测量值均 ≥ 140/90mmHg；家庭血压则需要连续规范化测量 5~7 天，平均值 ≥ 135/85mmHg，才能诊断为高血压。

高血压分为原发性和继发性，继发性高血压是指由某些确定的疾病或病因引起的血压升高，这些疾病经治疗后高血压是有望被治愈的。而对于原发性高血压，需要长期服药将血压控制在正常范围内，以延缓高血压对心脑血管、肾脏等靶器官造成的损伤。

高血糖

高血糖包括糖尿病及糖尿病前期，对于它们的诊断主要结合症状和血糖水平。糖尿病的诊断标准为：典型糖尿病症状（烦渴多饮、多尿、多食、不明原因体重下降）加上随机血糖≥11.1mmol/L，或者加上空腹血糖≥7.0mmol/L，或者加上口服葡萄糖耐量试验2小时血糖≥11.1mmol/L，或者加上糖化血红蛋白≥6.5%。如果没有糖尿病典型症状，需要改日复查确认。糖尿病前期包括空腹血糖受损（6.1mmol/L≤空腹血糖<7.0mmol/L）、糖耐量减低（7.8mmol/L≤口服葡萄糖耐量试验2小时血糖<11.1mmol/L，5.7%≤糖化血红蛋白<6.5%）。长期慢性高血糖，会导致眼、肾、神经、心脏、血管等多组织器官病变、功能减退甚至衰竭；严重急性高血糖时，还会导致内环境紊乱，危及生命。

高血脂

对于普通人群，空腹时总胆固醇≥5.2mmol/L、低密度脂蛋白胆固醇≥3.4mmol/L，为高胆固醇血症；甘油三酯≥1.7mmol/L，为高甘油三酯血症；高密度脂蛋白胆固醇<1.0mmol/L，为低高密度脂蛋白胆固醇血症。

低密度脂蛋白胆固醇是动脉粥样硬化性心血管疾病的致病性危险因素，是首要的降脂治疗靶点。高甘油三酯也与动脉粥样硬化性心血管疾病风险增加有关，甘油三酯 >5.6mmol/L 时，发生胰腺炎的风险明显增加。

高尿酸

高尿酸血症是嘌呤代谢紊乱引起的代谢异常综合征。高尿酸时，血尿酸在关节局部形成尿酸钠晶体并沉积，诱发局部炎症反应和组织破坏，就是我们常说的痛风。高尿酸在不同地区、不同民族以及男女间患病率都存在较大差异。无论男女，非同日两次血尿酸水平超过 420μmol/L，就可诊断为高尿酸血症。持续高尿酸血症，不仅可能导致痛风急性发作，尿酸在肾脏沉积还会诱发急性肾病、慢性肾炎或肾结石，同时高尿酸血症还是高血压、糖尿病、心脑血管疾病的独立危险因素，是过早死亡的独立预测因子。

（张　帆　郑延松）

12. 为什么中青年人也会患“四高”

近年来，“四高”年轻化趋势越来越明显，“四高”不再是老了才会患的疾病，中青年人的“四高”问题凸显，为什么中青年人也会患“四高”？

关键词

胰岛素抵抗

『四高』

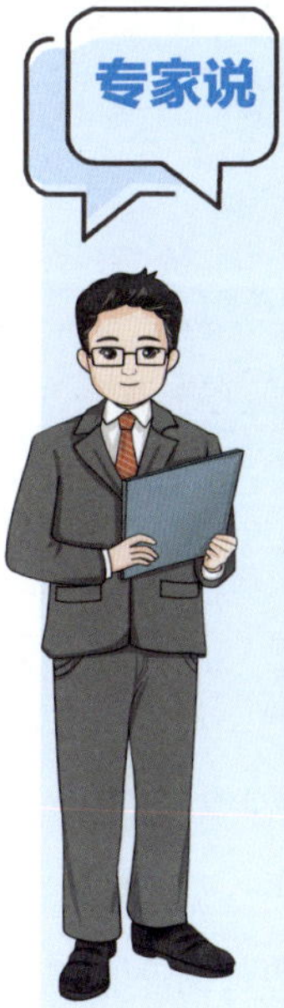

长期不良生活方式，是中青年人患“四高”的主要危险因素。

首先是“吃得不对”。许多中青年人热衷于高钠低钾、高热量、高碳水化合物、高脂肪、高嘌呤的饮食。高钠低钾饮食会使水分潴留在体内，机体血容量增加，同时引起全身小动脉收缩，增加外周血管阻力，引起交感神经兴奋，作用于心脏和外周血管，导致血压升高。高热量、高碳水化合物饮食使体内能量过剩，多余能量转化为脂肪储存，导致体重增加。机体为了降低高碳水化合物带来的血糖增高，会大量分泌胰岛素，使胰岛素敏感性逐渐降低，出现胰岛素抵抗，失代偿后就会出现血糖增高。高脂肪、高嘌呤饮食使甘油三酯、胆固醇、尿酸在体内蓄积，超出肝肾处理能力，血脂、血尿酸水平逐渐升高。

其次是久坐不动，严重缺乏体力活动。久坐减少了机体的能量消耗，过剩的热量以脂肪的形式堆积，导致体重增加。此外，长期缺乏体力活动，会导致骨骼肌含量下降，基础代谢率随之下降，摄入的糖类、脂肪及嘌呤等物质代谢减慢，在体内蓄积，导致“四高”发生风险增加。

最后是睡眠不足。睡眠不足会增加糖尿病、高血压等慢性疾病的患病风险。熬夜引起交感神经兴奋性增高，血液中的儿茶酚胺分泌增多，作用于心脏和外周血管，导致血压增高。长期睡眠不足，会使皮质醇分泌异常导致昼夜节律紊乱，影响糖脂代谢。精神压力过大同样可以通过影响交感神经兴奋性及皮质醇分泌，参与“四高”的发生。

上述不良生活方式导致中青年人群超重和肥胖发生比例增高，超重和肥胖可增加“四高”的发生风险。吸烟和过量饮酒也是“四高”的危险因素。

健康加油站

降低“四高”的发生风险，主要是坚持健康的生活方式。均衡膳食，规律运动，养成良好作息，避免熬夜，保证充足睡眠，保持合适的体重和体型，增加肌肉储备。戒烟和避免吸二手烟，限制饮酒，也很重要。中青年人需要长期坚持健康的生活方式，才能远离“四高”。

（张　帆　郑延松）

13. 为什么**血压升高**会增加**脑卒中的发生**风险

关键词

高血压　脑卒中

目前，脑卒中仍是我国高血压人群最主要的并发症。脑卒中，俗称“中风”，分为缺血性脑卒中和出血性脑卒中。血压升高为什么会增加脑卒中的发生风险？

专家说

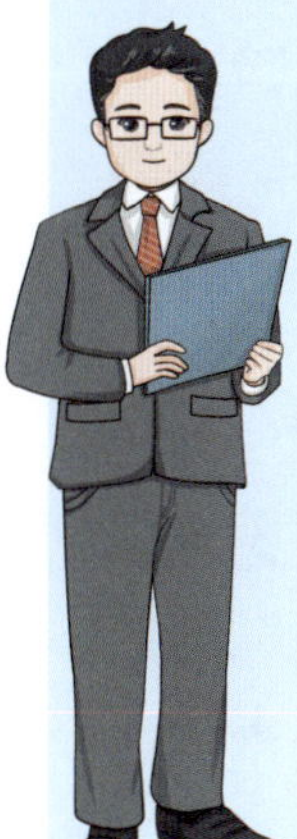

简单来说，当血压持续升高时，我们的血管，特别是大脑里的小动脉，会承受很大的压力。这种压力会导致脑血管最里面的一层，也就是内皮受损。血管内皮是一道保护屏障，可以防止血液里的各种成分进入血管壁。内皮受损后，血液中的血浆蛋白渗入到动脉壁中，让血管壁变厚，管腔变窄，就像水管生锈被堵一样。一旦血液流动受到影响，大脑某些区域可能得不到足够的血液和氧气，就会发生“缺血性脑卒中”。如果小动脉完全闭塞堵住了，就会形成小范围的脑梗死，就是我们常常在头颅影像检查中所见的腔隙性脑梗死。

同时，高血压常常和其他健康问题“结伴而行”，如高脂血症。在血管内膜受损的情况下，胆固醇渗入到血管壁中，形成动脉粥样斑块，这些斑块就像水管里的水垢，会让血管变得更窄。脑动脉粥样硬化斑块里新生血管破裂，局部形成血肿，使管腔闭塞，引发缺血性脑卒中。如果动脉粥样斑块破裂，大量栓子进入血液循环，栓子堵塞大脑远端小动脉，也会导致缺血性脑卒中。

高血压导致出血性脑卒中主要是由于大脑细小动脉硬化，使血管壁脆性增加，就像老化的橡皮管，容易破裂。当血压突然升高时，这些弹性下降的小动脉可能会破裂出血，导致出血性脑卒中。有时候，血管壁弹性下降，还会形成一些小动脉瘤（血管壁上的小“鼓包”），当血压突然升高时，这些小动脉瘤破裂，引发出血性脑卒中。

健康加油站

预防和降低高血压导致的脑卒中发生风险，需要规范降压治疗，一般高血压患者推荐诊室血压降至 140/90mmHg 以下，如能耐受，应进一步降至 130/80mmHg 以下。

诊断高血压后，生活方式干预是基础。减少钠盐摄入，增加钾摄入，减少饱和脂肪酸摄入，增加优质蛋白质及膳食纤维摄入。同时，适当运动，特别是超重或肥胖的高血压患者，通过饮食、运动控制体重，以减少脑卒中的发生。但在收缩压 >160mmHg 时，运动可能诱发脑卒中，不推荐进行高强度运动。

值得注意的是，高血压患者熬夜、情绪紧张也可能会诱发脑卒中，保持健康睡眠、稳定情绪也很重要。

（张　帆　郑延松）

14. 为什么血压升高会增加心脏疾病的发生风险

心脏是高血压病理生理作用的主要靶器官。临床队列研究显示，收缩压 / 舒张压≥ 160/100mmHg 的患者发生冠心病的风险是收缩压 / 舒张压 <120/80mmHg 者的 2.27 倍。收缩压每升高 10mmHg，致死性心肌梗死发生风险增加 31%。我国人群心房颤动和心力衰竭等心血管疾病患病率明显升高也与高血压密切相关。

专家说

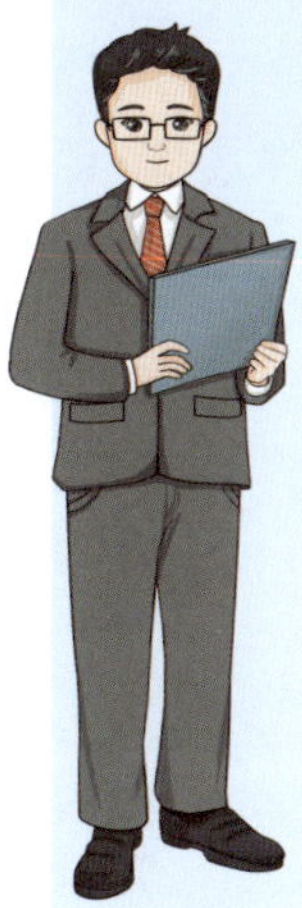

高血压增加冠心病发生的机制与增加缺血性脑卒中发生的机制类似。持续血压增高会使冠状动脉承受较高的压力，造成动脉内膜损伤，低密度脂蛋白胆固醇渗入，平滑肌细胞增生，引发冠状动脉粥样硬化。冠状动脉粥样硬化形成后，在进行冠状动脉 CT 或者冠状动脉造影检查时，会发现冠状动脉不同程度的狭窄，当严重狭窄不能为心脏提供足够血供时，就会导致心肌缺血坏死，引发心肌梗死。

血压持续增高可使外周阻力增大，为了有效克服外周阻力，将心室腔里的血液泵入外周动脉，心脏会发生结构变化，表现为左心室代偿性的肥厚和扩张。

关键词

高血压　冠心病　心力衰竭

在进行超声心动图检查时，会发现左心室增厚，室间隔肥厚。心肌肥厚以心肌细胞肥大、心肌纤维化为主，心肌细胞数量不会增多；细胞功能主要依赖线粒体，当线粒体功能不能满足肥大及纤维化的心肌时，就会出现心肌细胞死亡，导致心脏电生理异常，引发心房颤动及心力衰竭。左心室肥厚同时会使冠状动脉的血流储备下降，特别使在应激、重体力劳动等耗氧量增加时，导致心肌细胞缺血，引发致死性心肌梗死。

健康加油站

预防和降低高血压导致的心脏损害，除了长期血压控制达标以外，还要定期进行心脏评估。高血压患者定期体检时，在条件的允许情况下，应做心电图、心脏彩超，筛查心脏问题。如果有心前区不适，必要时可以做冠状动脉 CT 血管造影评估冠脉情况。如果高血压患者已经合并心脏疾病，应注意避免应激诱发急性心脏事件。

（李　婷　郑延松）

15. 为什么**严重高血糖**会导致**昏迷**

关键词

糖尿病酮症酸中毒 高渗性高血糖状态 昏迷

严重高血糖时，会诱发糖尿病急症，也就是常说的糖尿病酮症酸中毒、高渗性高血糖状态，严重者会导致昏迷，危及生命。

专家说

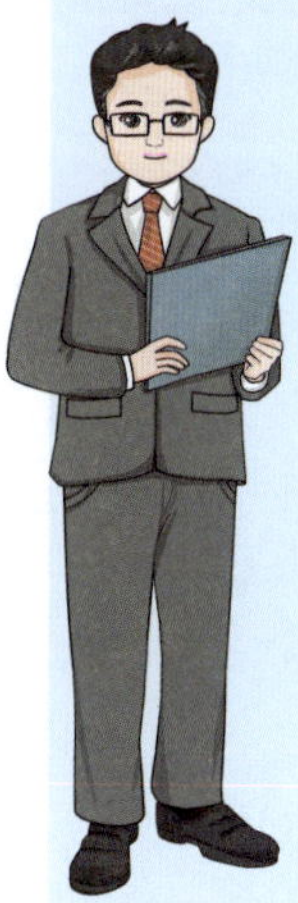

糖尿病酮症酸中毒

糖尿病患者如果出现严重感染（如肺部感染和尿路感染）、胰岛素治疗中断或不适当减量、各种应激、酗酒以及服用某些药物（会升高血糖的药物，如糖皮质激素），就可能诱发糖尿病酮症酸中毒。1 型糖尿病患者由于自身胰岛素分泌严重缺乏，即使没有上述情况，也可能出现糖尿病酮症酸中毒。

简单来讲，糖尿病患者出现严重高血糖时，胰岛素分泌不足或高糖毒性会导致胰岛素作用不足，机体不能通过葡萄糖供能，就会动员体内的脂肪分解，产生大量酮体。同时，蛋白质分解增加，合成减少，使血糖、血酮体增高，糖、脂肪、蛋白质三大物质代谢紊乱，陷入恶性循环。大量酸性物质（酮体、有机酸）堆积，导致酸中毒，进而出现电解质紊乱、机体缺氧的症状，尤其是大脑缺氧，引发脑水肿的发生，最终出现昏迷等中枢神经系统功能障碍。

高渗性高血糖状态

高渗性高血糖状态多发生于老年 2 型糖尿病，30%~40% 患者并不知道自身患有糖尿病，通常在感染、外伤等应激状态、水分摄入不足时诱发，某些患者是因为大量输入葡萄糖后发生。

相对于糖尿病酮症酸中毒，发生高渗性高血糖状态时患者的血糖水平更高，机体大量水分经尿液丢失，导致患者严重脱水，血液里溶质浓度增加，血浆渗透压明显升高。当机体血浆渗透压 >320mOsm/L 时，患者会出现淡漠、嗜睡等精神症状；血浆渗透压 >350mOsm/L 时，患者会出现抽搐、偏瘫、昏迷等症状。高渗性高血糖状态非常凶险，病死率高于糖尿病酮症酸中毒。

健康加油站

糖尿病急症这么凶险，糖友们应首要学会如何预防。

第一，定期健康体检。筛查血糖很重要，应了解自己是否有糖尿病或者糖尿病前期。

第二，诊断糖尿病后，要遵医嘱治疗，不要自行调整用药方案或者断药，血糖控制不达标需要及时请内分泌专科医生调整治疗方案。

第三，糖尿病患者出现感染、外伤等急性应激情况时，一定要及时就医。

第四，合并其他疾病需要用药时，需要告知医生有糖尿病基础疾病，避免使用升高血糖的药物。

第五，避免短时间大量摄入升糖指数较高的食物，避免酗酒，暑天注意多饮水，预防脱水。

做到上述几点仍然出现糖尿病急症的症状，要及时到急诊科就诊。

（张 帆 郑延松）

关键词

糖尿病肾病 糖尿病视网膜病变

16. 为什么血糖升高会影响**肾功能**，引起**眼底病变**

慢性血糖升高常常没有典型症状，特别是病程较短时，这一特征会让患者抵触早期降糖治疗。随着慢性高血糖病程延长，会逐渐出现微血管病变，最为重要的就是糖尿病肾病及糖尿病视网膜病变。微血管病变出现后，逆转就非常困难了。

专家说

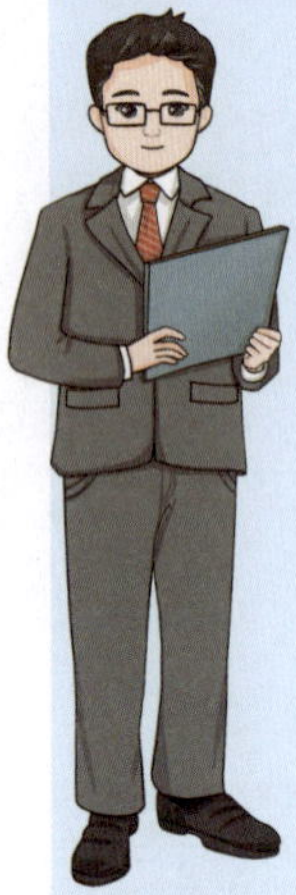

糖尿病肾病

糖尿病肾病的发病机制迄今仍未完全阐明，其发生是多因素相互作用的结果。在临床实践中可以观察到，并不是所有糖尿病患者均发生糖尿病肾病。有些血糖控制不好的患者，并没有发生肾损害，而有些血糖控制良好的患者却也会出现明显肾脏损害。糖尿病肾病患者有家族聚集现象，提示其发生与遗传因素有关。长期高血糖使肾脏血流动力学发生改变，肾小球基底膜结构异常，内皮细胞对白蛋白通透性增加，导致出现蛋白尿。进行性蛋白尿又会加重肾脏损伤，进而出现肾功能异常。糖尿病患者常合并高血压、高血脂、高尿酸、肥胖等代谢异常，这些因素作用于肾脏，共同参与了肾脏损害。

糖尿病视网膜病变

糖尿病视网膜病变的发生发展与糖尿病病程直接相关，病程越长，糖尿病视网膜病变的患病率越高，病情越严重。长期血糖控制不理想，也是糖尿病视网膜病变发生的独立危险因素。慢性高血糖可使患者体内糖基化的终末代谢产物增加，作用于视网膜毛细血管内皮细胞，继发系列炎症反应，引起视网膜毛细血管壁结构和功能改变，使视网膜血流量下降，血管通透性增加及新生血管形成，导致视物模糊、视力下降。高血压、高血脂也协同参与了糖尿病视网膜病变的发生。

健康加油站

早期严格控制血糖是预防和延缓糖尿病肾病及糖尿病视网膜病变发生的重要手段。定期进行尿蛋白筛查、肾功能监测、眼底筛查，早期发现、治疗糖尿病肾病及糖尿病视网膜病变，可在一定程度上延缓并发症的进展。对高血压、高血脂等协同因素进行管理，也能预防和延缓糖尿病慢性并发症的发生。

（李　婷　郑延松）

关键词

血脂异常　健康危害

17. 为什么**不同类型的血脂异常**对健康的危害不同

通常所指的血脂异常是血浆中胆固醇和/或甘油三酯升高，伴或不伴高密度脂蛋白胆固醇降低。不同类型的血脂异常对健康的危害有所不同。

专家说

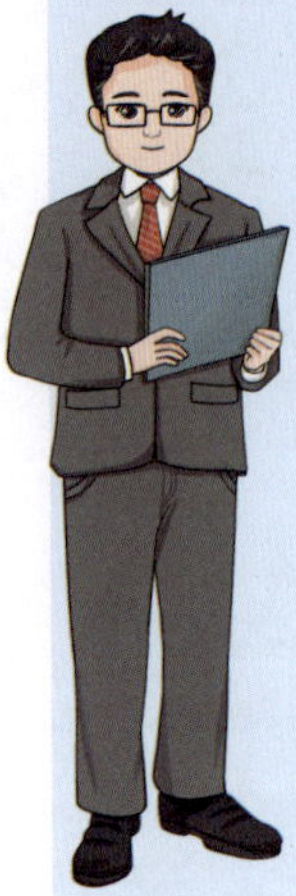

高胆固醇血症

我们常说的高胆固醇血症，主要指的是低密度脂蛋白胆固醇水平升高。这种“坏胆固醇”在血液中含量最多，是导致动脉粥样硬化的“罪魁祸首”。其中小而密的低密度脂蛋白颗粒尤其危险，更容易在动脉血管壁上沉积，通过损伤血管内皮、引发局部炎症反应、促使平滑肌细胞迁移增殖、导致血小板聚集等途径，最终导致动脉粥样斑块形成，使血管壁变硬、管腔变窄，大大增加了缺血性心脏病、缺血性脑卒中等心脑血管疾病的发生风险。

此外，过量的低密度脂蛋白会在眼睑周围沉积，形成明显的黄色瘤，这是高胆固醇血症的一个常见外在表现。当低密度脂蛋白被氧化后，会被肾动脉壁和肾小球间质摄取，这种异常沉积会损伤肾功能，导致肾小管间质纤维化。长期的高胆固醇血症会使大量脂质在肝脏堆积，这种情况就是通常所说的非酒精性脂肪性肝病，随着病程的进展，会发展为肝硬化甚至肝癌。

高甘油三酯血症

甘油三酯有两种来源：外源性甘油三酯来源于食物，在肠道被吸收后，会形成一种叫“乳糜微粒”的运输工具，负责把甘油三酯运送到全身各处，供肌肉和脂肪组织利用。内源性甘油三酯由肝脏和小肠合成，构成极低密度脂蛋白后将内源性甘油三酯运送到外周组织。

虽然甘油三酯是机体的能量来源，但如果水平过高，也会带来许多危害。由于乳糜微粒颗粒较大，不能直接进入动脉壁，一般不会导致动脉粥样硬化，但它的残粒可能被免疫细胞吞噬，促进血管壁的炎症和斑块形成。

高甘油三酯还是胰腺炎的重要发病原因，过高的甘油三酯水平会使血液变得黏稠，堵塞胰腺的毛细血管，同时刺激胰腺释放炎症物质，诱发胰腺炎。高甘油三酯血症也会导致全身多种形态的黄色瘤；沉积于肝脏，导致非酒精性脂肪性肝病；沉积于眼底小动脉产生脂血症眼底改变，影响视力。

低高密度脂蛋白胆固醇血症

高密度脂蛋白是将外周组织包括动脉壁在内的胆固醇转运至肝脏进行代谢，这一过程又被称为胆固醇的逆向运转。高密度脂蛋白是抗动脉粥样硬化的保护性因子，低水平的高密度脂蛋白是动脉粥样硬化的预测因子。

健康加油站

减少膳食中胆固醇的摄入可以在一定程度上降低血胆固醇水平，但是胆固醇水平随年龄增长而升高，生活方式干预往往不能使胆固醇水平达标，应及时遵医嘱行药物降脂治疗，以降低动脉粥样硬化性心脑血管疾病的发生风险。而饮食结构对甘油三酯的影响较大，低脂饮食可以有效降低甘油三酯。饮酒也是甘油三酯升高的重要因素，严格控制酒精摄入可以明显降低甘油三酯。如果采取上述措施甘油三酯水平仍不达标，需要药物治疗，以降低胰腺炎及心脑血管疾病的发生风险。

（张 帆 郑延松）

关键词 高血脂 动脉粥样硬化

18. 为什么血脂升高会**堵塞血管**

高脂血症与其他心血管风险因素相互作用，导致动脉粥样硬化，增加心脑血管疾病的发生风险和死亡风险，这是我们需要管理血脂的主要原因。那么，高血脂为什么会导致血管病变，引起血管堵塞呢？

专家说

当血液中的“油脂”（胆固醇和甘油三酯）含量过高时，就会产生一些特别小的“坏胆固醇”——低密度脂蛋白胆固醇。这些微小颗粒容易穿过动脉血管的内膜，沉积在动脉血管壁。同时，低密度脂蛋白抗氧化作用弱，容易被动脉壁细胞氧化修饰。氧化型低密度脂蛋白损伤血管内皮细胞，受损的细胞会释放大

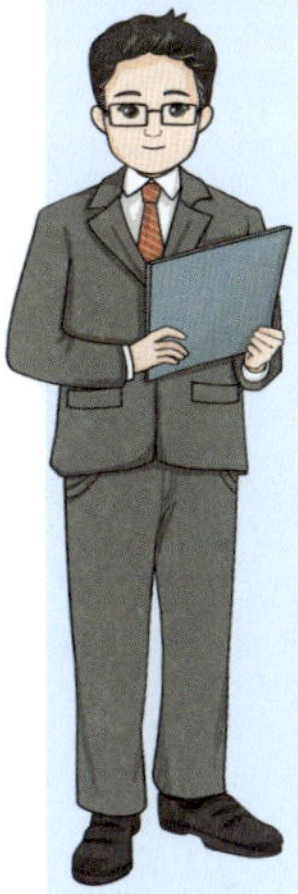

量信号物质，吸引免疫细胞（巨噬细胞）前来清理。免疫细胞大量吞噬这些物质后，最终变成充满脂肪的泡沫细胞。同时，血管中层的平滑肌细胞也迁移到内膜，吞噬“坏胆固醇”变成泡沫细胞。当这些泡沫细胞最终崩解时，就会在动脉内形成粥样斑块，动脉管腔变得狭窄，管壁弹性下降，血管硬化。

动脉粥样斑块形成后，斑块内新生血管管壁较薄，容易发生破裂，破裂后局部形成血肿隆起，导致动脉管壁完全闭塞。动脉粥样斑块还容易自发破裂，大量粥样物质形成栓子，导致远端小血管堵塞。斑块破裂后动脉局部溃疡形成，胶原裸露，血小板聚集，促进血栓形成，大的血栓会导致动脉管腔阻塞。更严重的是，钙盐沉积在溃疡处，导致血管管壁硬化、变脆，进而造成动脉壁局限性扩张，形成动脉瘤，动脉瘤破裂会导致大出血。

健康加油站

降低低密度脂蛋白胆固醇是降脂治疗的首要目标。对于不同人群，低密度脂蛋白胆固醇的目标值有所不同，个体应根据自身具体情况，确定符合自己的目标值，不能通过检验结果的参考值来确定自己的胆固醇是否正常。

（李　婷　郑延松）

19. 为什么有些**高尿酸血症**会引起**痛风急性发作**

关键词

高尿酸血症　痛风急性发作

所谓的“痛风急性发作”就是尿酸盐沉积于骨关节，导致急性关节炎的过程。典型的痛风发作表现为关节剧痛，呈撕裂样、刀割样，多数在夜间突然发生，短时间内受累的关节会出现红、肿、热、痛和功能障碍，最常受累的关节是第一跖趾关节。痛风急性发作与血尿酸水平、关节局部情况密切相关。

专家说

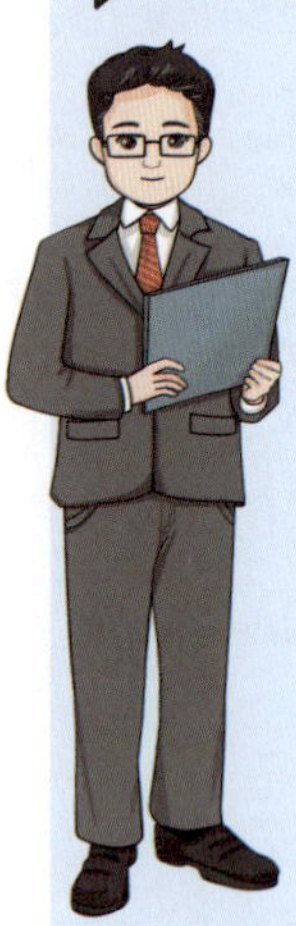

通常，血尿酸水平越高，持续时间越长，痛风急性发作的概率越高。因为血尿酸浓度超过饱和浓度后，容易形成针状结晶在关节局部析出，引起痛风急性发作。此外，血尿酸水平短时间波动较大也会诱发急性痛风发作。

通常患者在进食大量红肉、动物内脏、海鲜、啤酒等高嘌呤食物后，夜间因为足趾关节剧烈疼痛到急诊就医。有些高尿酸血症患者平时并没有关节炎表现，但是在服用降尿酸药物后，血尿酸水平短时间内明显下降，关节局部尿酸浓度与血尿酸浓度差增大，尿酸盐在关节局部大量析出沉积，诱发急性关节炎。

关节局部情况也是影响痛风急性发作的因素。当组织局部温度降低、pH 降低，尿酸盐的溶解度下降，就会在组织局部析出沉积。特别是第一跖趾关节，在寒冷、长途步行、运动、扭伤后，容易诱发痛风急性发作。

健康加油站

为了预防痛风急性发作，首要的是控制血尿酸水平，避免血尿酸水平波动，减少尿酸盐沉积。其次关节局部注意保暖，不要受凉；运动时注意保护关节，避免损伤。当出现痛风急性发作时，应减少患肢活动，抬高患肢，避免关节负重，多饮水，增加尿酸排泄。同时，要遵专科医生医嘱，服用止痛药对症处理。

（李　婷　郑延松）

20. 为什么有些高尿酸血症会引起肾结石和肾脏损害

关键词

高尿酸血症　肾结石　肾损害

高尿酸血症不仅仅增加痛风急性发作的风险，还会引起尿酸性肾病和尿酸性肾结石，导致肾脏损害。高尿酸血症肾脏损害很隐匿，往往被忽视，在出现肾功能异常时，逆转就非常困难，应该早期重视管理。

专家说

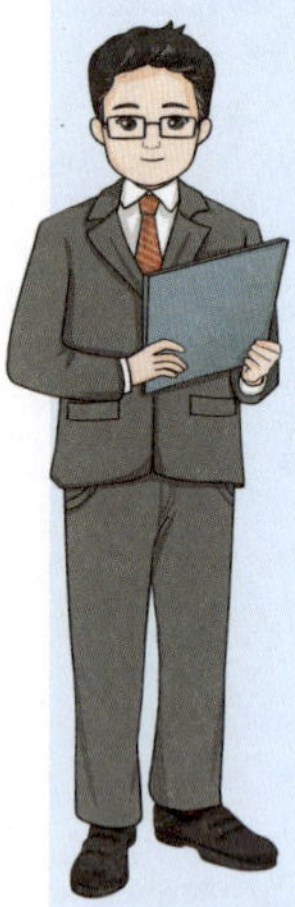

尿酸性肾病

人体每天约 2/3 的尿酸以原型经肾脏排除。高尿酸血症时，尿酸盐容易在肾脏远曲小管和集合管析出，白细胞和巨噬细胞浸润，引起肾小管和肾间质炎症。早期表现为间歇性蛋白尿，肾脏浓缩功能受损出现夜尿增多、低比重尿。晚期累及肾小球时，出现肾功能不全，表现为水肿、高血压、血肌酐升高，甚至发展到肾衰竭，需要通过长期透析治疗维持生命。

尿酸性肾结石

尿酸性肾结石的形成主要与血尿酸水平、尿酸排泄量及尿液 pH 有关。血尿酸水平越高，尿酸排泄越多，肾结石越容易形成。某些促尿酸排泄的药物，如苯溴马隆，会导致尿酸浓度明显升高，尿酸性肾结石形成风险增加。

此外，尿酸盐在酸性环境下更容易形成结晶，尿 pH<6.0 时，尿酸性结石更容易形成。较小的尿酸性结石呈沙砾状，可以随尿液排出，不会出现明显症状。较大的结石会出现血尿，嵌顿时会引起肾绞痛，结石引起尿路梗阻时，会导致肾积水、肾盂肾炎、肾脓肿等，严重者会导致急性肾衰竭。肾结石继发尿路感染时，又会加速结石增长，加重肾实质损害。

健康加油站

预防高尿酸血症引起的肾结石和肾脏损害，首先是要控制血尿酸水平。其次，碱化尿液是预防和溶解尿酸性结石的主要方法，对于已有肾结石的患者，需使尿 pH 维持在 6.2~6.9。当尿 pH>7.0 时，虽然尿酸性结石更易溶解，但增加了钙盐结石的发生风险。因此，碱化尿液时，尿 pH 不能太高（过碱）。

（李　婷　郑延松）

三

多高共管的秘籍

21. 为什么都是高血压，血压控制目标却不同

关键词：血压 控制目标

高血压是指血压超过了正常范围的一种状态。由于年龄、血压升高时间，以及身体的耐受性不同，降压的目标也因人而异。

专家说

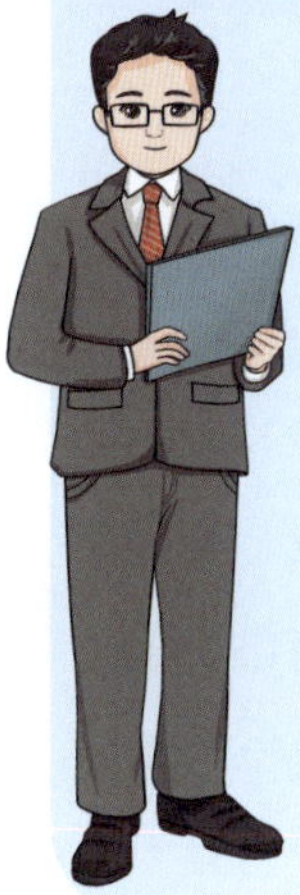

除了80岁及以上高龄老年人，所有的高血压患者均应把血压降至<140/90mmHg；如能耐受，可降至<130/80mmHg；80岁及以上高龄老年人降压目标为<150/90mmHg，如能耐受，可降至<140/90mmHg。当然，在能耐受的前提下，若能把血压控制在120/80mmHg以下，即血压完全正常，更是好事。但是，绝不能为了实现血压值的完全正常，而忽略了药物干预的成本，以及潜在不良反应。药物干预不仅有成本，也有代价，也就是药物的副作用；而且这些副作用有可能涉及面较广，甚至较严重。

健康加油站

除了药物治疗外，治疗性的生活方式干预也能降低血压。主要包括以下四个妙招！

第一妙招：控盐

每日食盐摄入量<5g；注意避免吃入“隐形盐”；建议选择低钠盐。

第二妙招：规律运动

坚持适度的运动可以帮助降低血压。建议每周运动不少于 5 次，每次持续时间不少于 30 分钟。中等强度的运动是对血压有利的，其中包括慢跑、快走、游泳、爬山，以及健身操、有氧操等。

第三妙招：纠正睡眠呼吸暂停

睡眠呼吸暂停是一种由于睡眠过程中由多种原因引起气道阻塞，出现呼吸暂停和低通气现象的疾病。低通气状态可以对身体造成多种损害。许多人的高血压可能与此有关。

第四妙招：舒缓情绪

当人们感到愤怒、烦躁或者压力大时，身体会释放应激激素，这些激素使心跳加速，血管收缩，从而导致血压突然升高。不过，这种血压升高通常是短暂的。当情绪稳定后，血压也会恢复正常。但是，如果频繁出现情绪波动，长期处于高压状态，就可能出现持续性的高血压。所以，建议尽可能地避免情绪波动，保持良好的心态。

总的来说，对高血压的干预包括药物干预和非药物干预。药物干预是可行和有效的，但是，并非唯一的方法。实际上，采用生活方式干预不仅有效，而且经济，副作用少。所以一定不能忽略了非药物干预的方法。

（郑延松　江孙芳）

22. 为什么都是高脂血症，**血脂控制目标**却不同

关键词

高脂血症　控制目标

高血脂是指血液中对人体有害的血脂成分异常增高的一种状态。化验单上一般都标注了各个指标的正常范围。不过，这种所谓的正常范围仅是针对一般人群的正常参考值；对于有冠心病、糖尿病、动脉粥样硬化、高血压、吸烟、肥胖等高危因素的人来说，“正常值”的标准是不一样的。

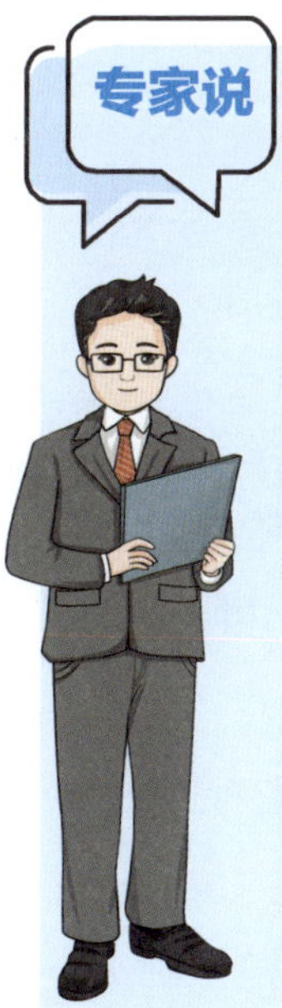

根据血脂危险分层，即动脉粥样硬化性心血管疾病（ASCVD）风险评估的结果，为了充分降低心血管病的风险，不同人群的血脂控制目标是不同的。按照低危、中危、高危、极高危、超高危人群的顺序，靶目标水平依次越来越低，要求越来越严格。

降低低密度脂蛋白胆固醇（LDL-C）是降脂治疗的首要靶目标；降低非高密度脂蛋白胆固醇（HDL-C）作为次要降脂靶目标；控制 TG 作为 LDL-C 达标后 ASCVD 高危患者的管理指标；降低脂蛋白 a 也可作为 ASCVD 高危患者的管理指标；不推荐 HDL-C 作为干预靶点。

ASCVD 低危人群 LDL-C 的控制目标是 < 3.4mmol/L，中、高危人群的 LDL-C 控制目标是

<2.6mmol/L，极高危人群的 LDL-C 控制目标是 <1.8mmol/L 且较基线降低 50% 以上，超高危人群的 LDL-C 控制目标是 <1.4mmol/L 且较基线降低 50% 以上。非 HDL-C 患者目标水平 =LDL-C+0.8mmol/L。也就是每个人均需要根据自己的血脂危险分层结果，来确定自己的降脂目标。

例如，您的 LDL-C 水平是 3.5mmol/L（未服用降脂药物），近 1 个月内发生过明确的缺血性脑卒中，风险评估属于超高危的患者。那么，您的 LDL-C 应该控制在 1.4mmol/L 以下，若按照较基线降低 50% 以上的目标，就需要控制在 1.75mmol/L 以下，两者择其一，选最低。

健康加油站

用药物控制血脂是最快速、最便捷的治疗手段，但却不是最理想、最经济的手段。

降脂治疗中首先推荐健康生活方式，包括合理膳食、适度增加身体活动、控制体重、戒烟和限制饮酒等，其中合理膳食对血脂影响较大。应限制油脂摄入总量，每日 20~25g；增加水果、蔬菜、谷薯类、膳食纤维及鱼类的摄入；采用不饱和脂肪酸（植物油）替代饱和脂肪酸（动物油、棕榈油等）；避免摄入反式脂肪酸（氢化植物油等）；ASCVD 中危以上人群或合并高胆固醇血症的患者应该考虑降低食物胆固醇的摄入。当生活方式干预不能达到降脂目标时，可考虑加用降脂药物。

一定要牢记，强化生活方式干预同样能够控制血脂，即便是选择了药物治疗，也不能放弃生活方式干预。

（郑延松　江孙芳）

关键词

血糖

糖化血红蛋白

23. 如何判断自己的**血糖**是否异常

血糖是指血液中葡萄糖的含量，是评估糖代谢正常性的重要指标，可用于筛查、诊断和监测糖尿病等多种糖代谢异常疾病。长期的血糖升高可能意味着糖尿病等糖代谢疾病的发生，其症状表现主要包括多饮、多食、多尿和体重下降等。短期的血糖偏低则可能与运动、用药、脱水、饮食等因素有关，若出现反复的低血糖症状，如面色苍白、手抖、出汗、心慌等，则需要就医。可以应用多种方法来检测或评估血糖。

专家说

血糖是一个随时变化的指标。常用的血糖监测方法包括毛细血管血糖监测（指尖血）、静脉血浆或血清葡萄糖监测、糖化血红蛋白（HbA1c）、糖化白蛋白（GA）和持续葡萄糖监测（CGM）等。指尖血检测结果只能用于血糖监测，不能用于糖尿病的诊断。

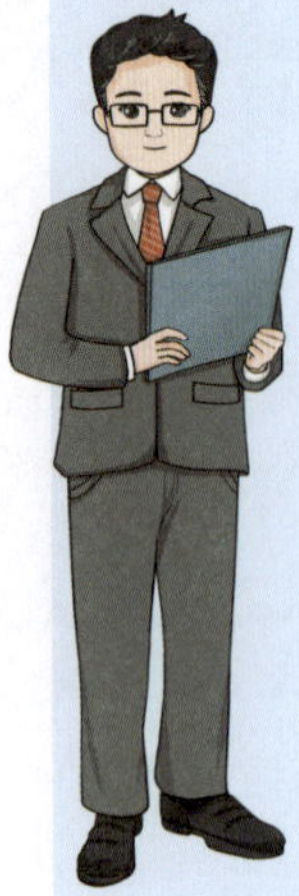

对于非妊娠状态来说，正常血糖值3.9~6.1mmol/L。若有典型糖尿病症状即“三多一少”（多饮、多尿、多食、不明原因体重下降），出现1次空腹血糖≥7.0mmol/L或餐后2小时血糖≥11.1mmol/L，即为糖尿病；若无上述典型症状，需要改日复查确认。空腹血糖≥6.1mmol/L，但<7.0mmol/L和/或餐后2小时血糖≥7.8mmol/L，<11.1mmol/L是属于正常血糖与糖尿病之间的高血糖状态。其中，空腹血糖≥6.1mmol/L，但<7.0mmol/L属于空腹血糖受损（IFG）；7.8mmol/L≤餐后2小时血糖<11.1mmol/L属于糖耐量减低（IGT）；两者的混合存在，即属于IFG+IGT状态。通常情况下，成年人的血糖水平<2.8mmol/L（50mg/dL），糖尿病患者<3.9mmol/L（72mg/dL）就被认为是低血糖。对于妊娠期妇女，若空腹血糖≥5.1mmol/L或餐后1小时血糖≥10mmol/L或餐后2小时血糖≥8.5mmol/L即为妊娠期糖尿病。

糖化血红蛋白（HbA1c）是反映既往2~3个月血糖水平的公认指标。通常HbA1c≥6.5%可作为诊断糖尿病的参考标准。HbA1c处于5.7%~6.4%，作为糖尿病前期的诊断标准。通过上述指标，我们可以来判断自己的血糖是否异常。

健康加油站

和血压、血脂的正常范围类似，血糖的判断标准也是一个相对的概念。这些标准并非固定不变的。有可能会随着人们认知的改变和社会经济水平的改变，出现新的变化。在不发生低血糖的情况下，血糖值越低越好。

（郑延松　江孙芳）

关键词

血糖升高　控制目标

24. 为什么都是**血糖升高**，**血糖控制目标**却不同

空腹血糖受损（IFG）、糖耐量减低（IGT）以及两者的混合存在，以及糖尿病，都属于血糖升高的状态。凡是血糖升高的人群均需根据自身的状况制订相应的控制目标，唯有如此才能把高血糖可能造成的损害控制到最低程度。

专家说

无论是糖尿病前期的患者，还是糖尿病患者，血糖控制的理想目标都是把血糖控制在正常范围，即3.9~6.1mmol/L。然而，低血糖对患者的危害极大，应尽可能避免。不能单纯为了追求血糖指标的正常，而忽略了干预带来的其他危害。

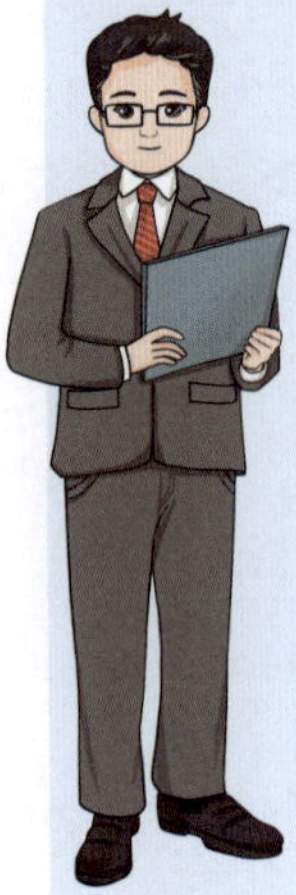

在实践工作中，1 型、2 型糖尿病患者，老年及高危糖尿病患者，以及成人非妊娠状态的血糖目标范围通常为空腹血糖 3.9~7.0mmol/L，餐后 2 小时血糖为 <10.0mmol/L。合理的 HbA1c 控制目标为 <7%。更严格的控制目标（如 HbA1c<6.5%，甚至或尽可能接近正常）适合于病程较短、预期寿命较长、无并发症、未合并心血管疾病的 2 型糖尿病患者，其前提是无低血糖或其他不良反应。相对宽松的目标（如 HbA1c<8.0%）更适合于有严重低血糖史、预期寿命较短、有显著的微血管或大血管并发症，或有严重合并症、糖尿病病程很长和尽管进行了糖尿病自我管理教育、适当的血糖监测、接受有效剂量的多种降糖药物（包括胰岛素治疗）仍很难达到常规治疗目标的患者。

若糖尿病患者使用低血糖风险较高的药物，HbA1c 控制目标不应过低。对此类患者应设立明确的血糖控制目标下限，以降低患者低血糖发生风险。要想把餐后平均血糖控制在 10.0mmol/L 以下，HbA1c 需要控制在 8.0% 以下。

健康加油站

每个人都需要积极预防血糖异常，一旦出现高血糖，为了防止并发症的发生，更应该积极降低血糖。积极预防或干预血糖异常是贯穿一生的事情。血糖异常的治疗可以分为药物干预和非药物干预。非药物干预，即生活方式干预，是基础的治疗手段。并不是所有的高血糖患者都要终身服药，严格的生活方式干预是可以实现血糖达标的。当通过生活方式干预，仍不能实现血糖达标时，才考虑加用药物干预。

（郑延松　江孙芳）

关键词

『四高』干预方法

25. 为什么有的“四高”需要服药，有的不用

随着现代医学的进步，目前针对“四高”均有种类繁多的药物可以选择。然而，药物治疗并非干预“四高”的唯一途径，也并非最理想的途径。

专家说

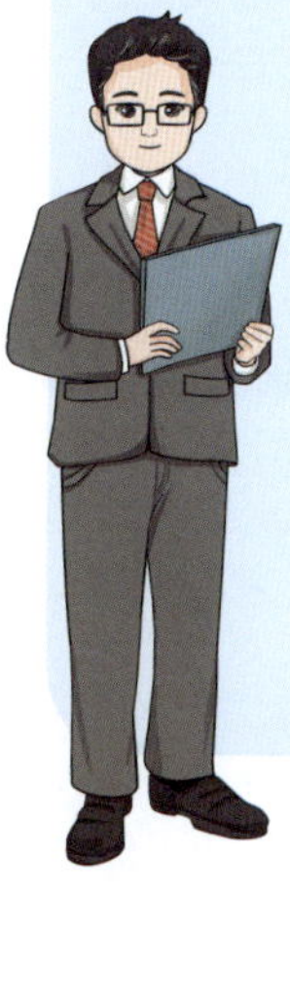

“四高”人群需要终生干预，包括药物干预和非药物干预。其中，非药物干预包括饮食、运动、心理和行为干预，即生活方式干预，是基础、是根本。其重要性要远远大于药物干预。

对于高血压患者，每个人的干预重点都应该放在生活方式干预上，多想一想自己的哪些不良生活方式还没有纠正，而不是仅仅关注自己每天吃没吃药。每个人从婴幼儿时期开始，就要养成良好的生活习惯。

例如，减轻口味，尽量避免摄盐过量；养成运动习惯；青少年时期要控制体重，预防肥胖，尽量避免接触烟草等；中老年患者要定期测量血压，及时发现血压异常并查找原因，一旦发现血压异常应及时干预，而不是放任不管。

高尿酸血症的首要原因是尿酸排泄减少或者尿酸排泄障碍，其次才是尿酸生成过多。因此，改变生活方式是治疗高尿酸血症的关键，包括充分饮水、健康饮食、戒烟限酒、坚持运动和控制体重。只要肾功能正常，饮水越多，尿液越多，排出的尿酸就越多，越容易降低尿酸水平。超重或肥胖是高尿酸血症的相关危险因素，避免过胖是防止高尿酸血症和痛风的重要环节。尽量减少饮酒和饮用含糖饮料；生酮饮食也容易导致尿酸升高。此外，单纯的饮食控制往往只能减少尿酸的生成，虽然不可或缺，但是作用有限。所以，对于高尿酸血症患者，饮食控制不能代替药物治疗。

健康加油站

“四高”仅仅是表象，不合理膳食、久坐、吸烟、过量饮酒、超重肥胖、生活不规律等不健康的生活方式，才是“四高”的共同危险因素。所以，采用生活方式干预是纠正“四高”的基础和根本。但是，药物治疗同等重要。对于短时间内生活方式干预难以奏效，或者指标异常显著的患者，采用药物干预也是必要的。

（郑延松　江孙芳）

26. 如何管理“四高”最合适

关键词

『四高』干预　健康管理

高血压、高血糖、高血脂和高尿酸互为危险因素，每个环节相互影响，且容易形成一个恶性循环。健康管理的核心是生活方式管理。针对“四高”进行健康管理可行且有效。

专家说

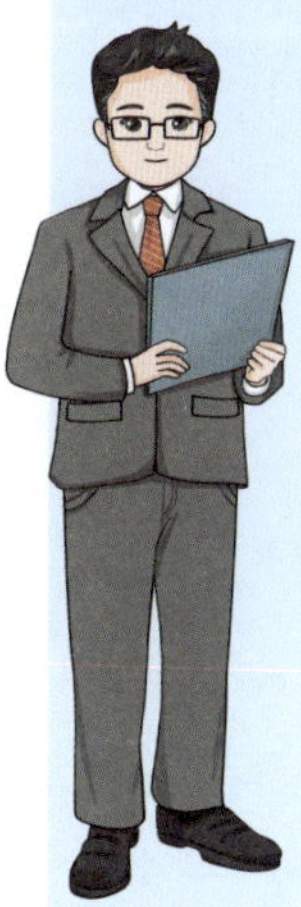

将血脂、血压、血糖、尿酸等心脑血管疾病危险因素同时进行综合管理是最有效、最经济的方式，可产生“1+1>2”的协同作用。

1. 合理膳食　一方面要营养充分，包括健康的饮食和良好的饮食习惯。在总热量控制的前提下，均衡膳食模式是优先选择。另一方面要“出入平衡”，即每天的消耗总量（出）和每日的热量摄入量（入）相对平衡。

2. 坚持适当运动　可根据自己的年龄、身体状况和环境选择适当的运动种类。运动形式并不重要，过少和过量运动都不利于健康，重要的是量力而行，循序渐进，持之以恒。

3. 戒烟限酒、控制体重、定期体检　吸烟和过量饮酒会增加“四高”发生的风险，应尽量戒烟并限制酒精摄入；维持适当的体重有助于控制血压、血脂、血糖和尿酸水平。“四高”人群要定期监测血压、血脂、血糖和尿酸水平，并遵循医生建议进行药物治疗或调整治疗方案，不可擅自停药或听信偏方。

4. 心理平衡 心理平衡是内心世界的和谐状态，保持积极乐观的心态，对预防“四高”具有积极的作用。同时，已经发生“四高”的人群，应该放松心态、积极面对，不能自暴自弃、放任不管，无须过于担心。

5. 合理的药物干预 生活方式干预和药物干预并不相互排斥。当生活方式干预的效果不佳时，可以考虑辅助药物干预。当药物干预效果显现后，也可以考虑停药，并通过强化生活方式干预维持效果。但是，要注意的是，对于高尿酸人群，单纯的生活方式干预往往并不能替代药物，坚持服药效果更好。

健康加油站

“四高”之间有着千丝万缕的联系，一旦针对一个指标积极干预，往往能起到多米诺骨牌的效应。也就是说，针对一个指标的干预，往往也可以带来其他指标的好转。另外，从实践操作的角度考虑，倘若一个人存在“四高”，先挑选一个容易干预的指标或者其本人最关注的指标进行干预，一旦该指标干预成功，不仅可以增加其主动干预的信心，其他指标也会在一定程度上有所好转，大大降低其他指标的干预难度。

（郑延松　江孙芳）

27. 为什么体检建议
检查甲状腺功能

关键词

多样性　不同人群

《健康体检基本项目专家共识（2022）》一书中，将甲状腺功能（简称“甲功”）检测作为基本体检项目新增项目之一。甲状腺功能检测成为和血脂、血糖等检查一样重要的必须检测项目。为什么体检建议查甲状腺功能呢？

专家说

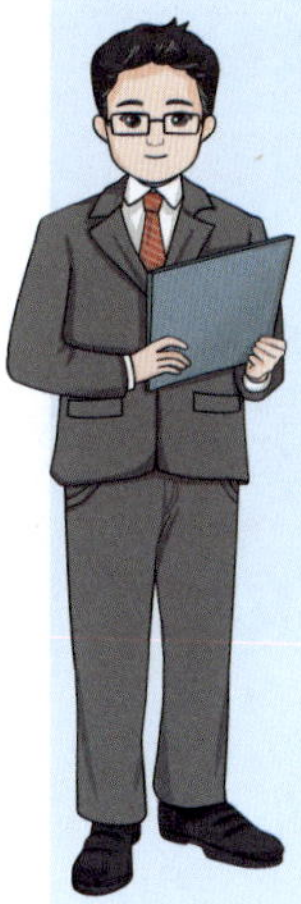

甲状腺是人体最大的内分泌器官，形似蝴蝶位于颈部，成年男性平均重 26.71 克，成年女性平均重 25.34 克，体积虽小却功能多样，且在不同人群、不同年龄段中的作用不同。

1. 促进生长发育　从胚胎期到幼儿期，甲状腺对大脑和骨骼发育至关重要，通过甲状腺激素可以推动神经系统的完善和骨骼的生长。

2. 调节新陈代谢　甲状腺激素参与全身新陈代谢，增加多数组织基础氧耗和产热。对糖、脂肪、蛋白质有双重作用，既可以促进也可以抑制，如能促进糖吸收，也能通过脂肪和肌肉利用葡萄糖来降低血糖等。

3. 影响神经系统和心脏　甲状腺激素对神经系统有兴奋作用，甲状腺功能亢进（简称“甲亢”）者易激动，甲状腺功能减退（简称“甲减”）者则记忆力减退、行动迟缓；能兴奋心脏，使心率加快、心肌收缩力增强等。

4. 影响其他代谢 甲状腺激素是维持维生素正常代谢的必需激素，甲亢时会增加对多种维生素需求，导致其缺乏。

甲状腺疾病发病率较高，但疾病早期常无症状或症状不典型，如亚临床甲亢、亚临床甲减，老年人的淡漠型甲亢也易被误诊。若病情长期未得到控制，甲亢可能影响心脏功能，引发心力衰竭、心绞痛甚至心肌梗死，急性应激时还可能出现危及生命的甲状腺危象。甲减则会导致血脂增高、贫血、水肿等，严重时引发黏液性水肿昏迷，危及生命。因此，将甲状腺功能纳入基本体检项目，能帮助不同人群及早发现异常，及时治疗。

健康加油站

想要了解甲状腺功能，我们先熟悉一下常见的甲状腺相关医学词汇。

甲状腺相关医学词汇

缩写	全称
TH	甲状腺激素
T_4	四碘甲腺原氨酸
T_3	三碘甲腺原氨酸
FT_4	游离甲状腺素
FT_3	游离三碘甲腺原氨酸
TSH	促甲状腺激素
Tpo-Ab	甲状腺过氧化物酶抗体
Tg-Ab	甲状腺球蛋白抗体
TRH	促甲状腺激素释放激素

（曹 晨 张 帆）

28. 为什么甲状腺功能异常会影响体重

关键词

新陈代谢 体重

甲状腺是调节新陈代谢的重要器官。甲状腺激素分泌明显增多时（甲亢），代谢加快，体重下降；甲状腺激素分泌明显减少时（甲减），代谢减慢，体重增加。

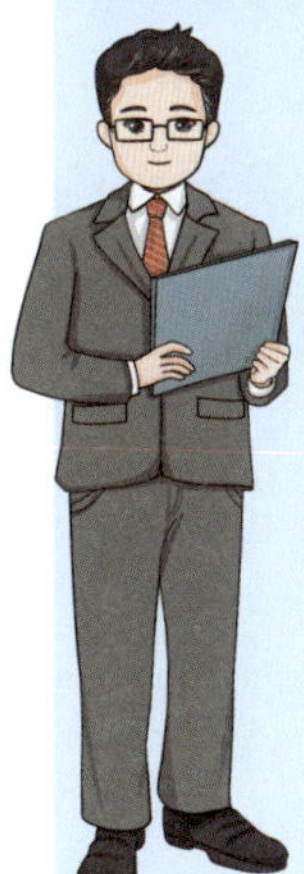

甲状腺激素（TH）的合成需要碘和甲状腺球蛋白，经一系列化学过程生成 T_4、T_3 及少量反式三碘甲状腺原氨酸（rT_3）。这些激素主要与血浆中的甲状腺结合蛋白结合“待命”，仅少量游离形式的 FT_4、FT_3 发挥作用。它们受“下丘脑 - 垂体 - 甲状腺”轴调控：上游激素增多会促使下游激素增加（正反馈），而 T_4、T_3 过多则抑制 TSH、TRH 分泌（负反馈）。因此，解读甲功化验单需要综合 FT_4、FT_3、TSH 等指标，如 Graves 病表现为 FT_4/FT_3 升高、TSH 降低，原发性甲减则是 FT_4/FT_3 降低、TSH 升高。甲状腺激素分泌情况较多，比较复杂。所以，一张甲状腺功能的检验单，我们需要综合来看。下表列举了甲状腺疾病的初步判断情况，具体还要结合临床，让医生帮您来判断。

甲状腺疾病各项指标的变化情况

病名	FT_4	FT_3	TSH
甲状腺功能亢进症（Graves 病）	↑	↑	↓
	N	↑	
	↑	N	
破坏性甲状腺毒症（亚急性甲状腺炎）	↑	↑	↓
垂体性甲亢	↑	↑	↑或 N
亚临床甲亢	N	N	↓
原发性甲减	↓	↓或 N	↑
垂体性甲减	↓	↓	↓或 N
亚临床甲减	N	N	↑

注："N"代表正常。

在生活中，有的人一段时间内暴瘦，经检查，发现患了甲亢；有的人越来越胖，一检查发现患了甲减。为什么甲状腺功能异常会影响体重？

因为甲状腺激素参与新陈代谢，所以它出问题了，人体会出现体重异常等多方面症状。

甲亢（如 Graves 病）因激素分泌过多，能量分解大于合成，产热增加，导致体重下降、乏力；神经系统兴奋使患者出现易激动、失眠、注意力不集中的情况；心跳加快且休息时不缓解，还可能出现食欲亢进、大便次数增多。严重时会引发心力衰竭、心绞痛、甲状腺危象等，危及生命。

甲减（以原发性甲减常见）因激素分泌不足，能量合成大于分解，表现为体重增加、怕冷、乏力、手足肿胀；心跳减慢、易困倦、便秘。严重时可出现胸腔、心包腔、腹腔积液，甚至黏液性水肿昏迷，危及生命。

（曹　晨　张　帆）

29. 为什么体检发现
甲状腺功能指标异常
却没有症状

关键词

甲状腺肿大　甲状腺抗体

体检发现甲状腺功能指标异常，却没有什么症状，这是怎么回事呢？

专家说

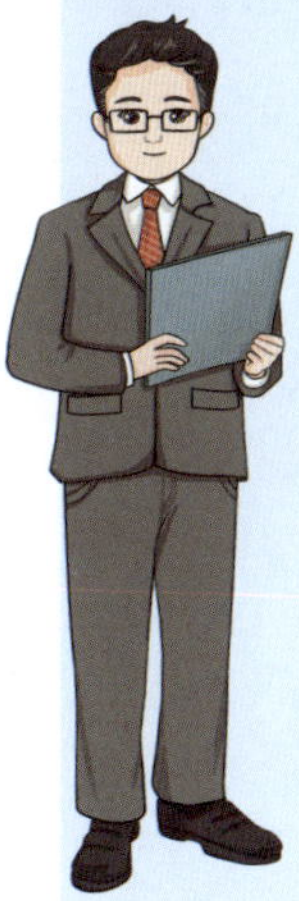

我们常见的甲状腺检查包括三个功能指标（FT_4、FT_3、TSH）和两个抗体检测（Tpo-Ab、Tg-Ab）。甲状腺功能异常常无明显症状，主要有以下两种情况。

亚临床甲亢或亚临床甲减

这类情况下甲状腺激素分泌正常，仅 TSH 有变化，通常无明显症状，但需要关注相关问题。

1. 亚临床甲亢　未经治疗可能增加心房颤动、脑卒中、心血管事件及骨质疏松、骨折风险，但并非都需要治疗。《中国甲状腺功能亢进症和其他原因所致甲状腺毒症诊治指南（2022 版）》指出，以下情况建议治疗：① TSH 持续性 <0.1mU/L；② 0.1mU/L ≤ TSH< 正常下限，且年龄≥ 65 岁，或有心脏病高危因素、心脏病、骨质疏松症、未接受雌激素 / 二磷酸盐治疗的绝经妇女；③有甲亢症状。

2. 亚临床甲减 可导致血脂异常，促进动脉粥样硬化。重度（TSH ≥ 10.0mU/L）建议用左甲状腺素替代治疗；轻度（TSH<10.0mU/L）若伴有甲减症状、TPO-Ab 阳性、血脂异常或动脉粥样硬化性疾病，也建议治疗。

排除上述情况者，每 6~12 个月复查甲状腺功能即可。

单纯甲状腺抗体异常（Tpo-Ab 和 / 或 Tg-Ab 阳性）

女性更为常见，因甲状腺激素正常，多数人无不适，部分会出现甲状腺肿大。鉴别方法：对着镜子吞咽口水，若肿大部位上下移动，可能是甲状腺肿，确诊需要做甲状腺超声。

这类情况最常见于桥本甲状腺炎（慢性淋巴细胞性甲状腺炎），与遗传、免疫、环境相关，会终身伴随，表现为抗体数值显著增高，超声多呈甲状腺非均质性弥漫性改变。大多数桥本甲状腺炎患者没有任何症状。在剩下的一小部分患者中，有的人会出现一过性的甲亢，而后甲状腺功能恢复正常或出现甲减；更多的人则会直接出现甲减。

研究显示，缺硒地区人群补充硒可降低甲状腺抗体滴度，补充维生素 D 对部分人也有类似效果，但两者能否延缓甲减发生仍存争议。桥本甲状腺炎患者应避免大量进食海鲜，每年定期复查甲状腺功能，以便及早发现功能异常。

（曹　晨　张　帆）

30. 为什么备孕及怀孕期间要十分关注甲状腺功能

关键词

优生优育 智力运动发育

甲状腺激素有促进新陈代谢、提高神经系统兴奋性、维持机体正常发育和生长的功能。在备孕及怀孕阶段，甲状腺功能异常会影响整个孕育过程。所以，备孕和怀孕的女性需要检查甲状腺功能，以保障优生优育。

专家说

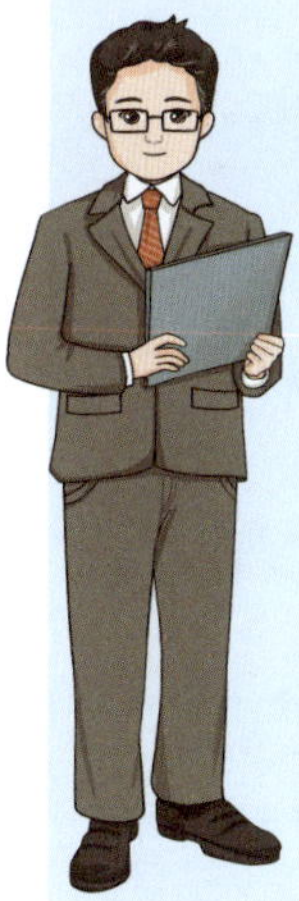

研究显示，孕产期甲亢或甲减若控制不佳，会增加妊娠高血压、流产、早产、低出生体重儿甚至死胎的风险。甲亢、甲减多有明显症状和检验异常，能提示及时就诊；亚临床甲亢有时与孕期人绒毛膜促性腺素升高相关，需要咨询内分泌科。

重点关注亚临床甲减。由于孕期激素波动使孕妇甲状腺功能的指标标准与普通人群不同，且因地域差异，妊娠期正常参考值不统一，部分医院仅提供普通人群参考值，孕妇可能因报告无异常，忽视妊娠期亚临床甲减。

研究表明，亚临床甲减可能影响孩子运动能力和智力。在优生优育背景下，若妊娠早期（尤其前 8 周）及时补充甲状腺激素，或能提升后代智力和运动能力。

不同甲状腺功能异常的处理方式各不相同，大家可以初步了解一下。

备孕期甲状腺功能异常的处理方式

TSH/$(mU\cdot L^{-1})$	Tpo-Ab*	辅助生殖和 / 或流产史	措施
TSH< 正常参考范围下限	– 或 +	无或有	内分泌科就诊
正常参考范围下限 ≤ TSH<2.5	– 或 +	无或有	可以备孕
2.5 ≤ TSH ≤正常参考范围上限	–	无	可以备孕
		有	监测甲状腺功能
	+	无	监测甲状腺功能
		有	补充甲状腺素
TSH > 正常参考范围上限	– 或 +	无或有	补充甲状腺素

注：* 甲状腺过氧化物酶抗体

孕期甲状腺功能异常的处理方式

TSH/$(mU\cdot L^{-1})$	Tpo-Ab	措施
TSH<0.1（或妊娠参考范围下限）	– 或 +	内分泌科就诊
0.1（或妊娠参考范围下限）≤ TSH ≤ 2.5	–	无须监测甲功
	+	定期复查甲功
2.5<TSH<4.0（或妊娠参考范围上限）	–	无须监测甲功
	+	补充甲状腺素
TSH ≥ 4（或妊娠参考范围上限）	– 或 +	补充甲状腺素

注：* 甲状腺过氧化物酶抗体

健康加油站

我们都知道，普通人群患了甲亢，要低碘饮食；患了甲减，可以根据缺碘情况适当增加碘的摄入。那么有甲状腺疾病的孕妇也是一样吗?

患有甲状腺疾病的孕妇，碘摄入与普通人群不同。碘是甲状腺激素合成的重要元素，孕期激素合成增加，世界卫生组织推荐孕产期每日碘摄入量为250μg，中国营养学会推荐每日碘摄入量为230μg。

患有甲状腺疾病的孕妇，若孕前食用加碘盐，孕期应继续食用。自身免疫性甲状腺炎、甲减、甲状腺结节及甲状腺癌患者均可摄入富含碘的食物，但若在食用加碘盐的基础上，补充含碘的复合维生素，碘化钾含量不应超过150μg。孕产期甲亢患者仍可食用加碘盐，妊娠早期甲亢没有得到良好控制者，应适当限制富含碘的食物和含碘复合维生素的摄入，甲亢控制良好者，仍可食用富含碘的食物，以为胎儿提供足够的甲状腺激素。

（曹　晨　张　帆）

第二章

心脑血管疾病风险

一

冠心病风险评估

1. 为什么年轻人容易忽视冠心病的筛查

关键词

易损斑块　心肌缺血

冠心病是由于冠状动脉长期受高血压、高血脂等危险因素影响，发生渐进性狭窄，进而引发心肌缺血或梗死的疾病。虽然冠心病多见于老年人，但是随着生活方式的改变和社会压力的增加，冠心病发病人群有逐渐年轻化的趋势。然而，年轻人往往认为冠心病是“老年病”而不重视冠心病筛查。

健康术语

易损斑块

易损斑块又称“不稳定斑块”，质地较软，外面包绕的纤维帽很薄，斑块内的脂质核心较大，就像一个薄皮大馅的饺子，非常容易发生破裂出血，形成血栓，堵塞整个血管管腔。

专家说

年轻人易患冠心病可能的原因如下：①冠心病有一定的家族遗传性，这类人容易出现冠状动脉粥样硬化斑块沉积；②随着经济水平的发展，年轻人的饮食习惯通常不健康，过度进食高油脂、高盐及高糖食品，很容易导致脂质沉积；③年轻人常常生活不规律，精神压力过大、运动不足、久坐，容易出现肥胖、高血脂、高血糖等，这些因素会加速冠状动脉粥样硬化。

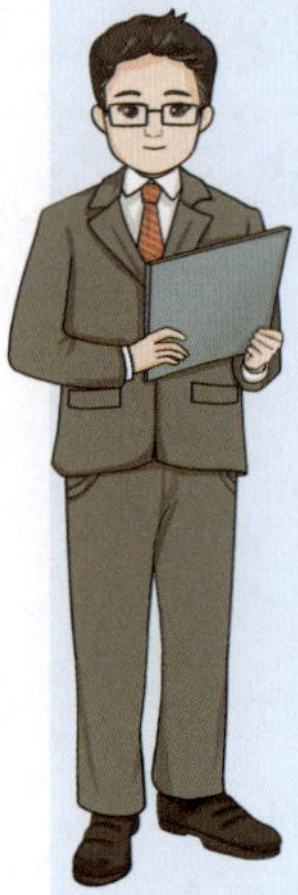

与老年人相比，年轻人患冠心病更容易发生大面积心肌梗死。年轻人在发生心肌梗死前，血管狭窄程度不是特别严重，但动脉粥样硬化斑块多为不稳定斑块，这种斑块非常容易发生破裂出血，形成急性血栓，堵塞整个管腔。

由于年轻人冠状动脉狭窄可能并不严重，没有形成侧支循环代偿，一旦主要血管或血管主干近段发生堵塞，就会发生大面积心梗，甚至猝死。老年人的冠状动脉由于年龄增长和危险因素累积，管腔狭窄呈渐进性进展，当狭窄大于 50%~70% 时，会逐渐形成侧支循环代偿，最后狭窄进展到管腔被完全堵塞时，侧支循环多已建立，出现心肌梗死的面积不会太大。

所以，年轻人更应重视健康的生活方式以预防冠心病的发生。

（胡　荣　王建刚）

2. 为什么说冠心病会遗传

冠心病有遗传倾向，有早发冠心病家族史的直系亲属其遗传度更高，对后代的遗传概率会比较高。

健康术语

早发冠心病家族史

早发冠心病家族史是指一级亲属（如父母、兄弟姐妹、子女）中，男性在 55 岁之前、女性在 65 岁之前就发生冠心病的情况。

专家说

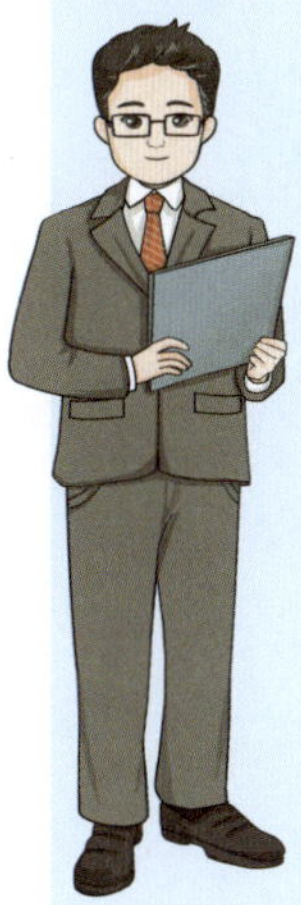

冠心病的几个危险因素，如高血压、糖尿病、高脂血症，也有一定的遗传度和家庭聚集性，后代中这些疾病的发病率要高于其他人。如果父母有上述冠心病的危险因素，子女也应定期监测血压、血糖和血脂，并坚持健康的生活方式，以避免或延缓高血压、糖尿病、高脂血症的发生，从而减少冠心病的发病风险。

同时，家族中有多个冠心病或高血压、糖尿病及血脂异常者，不仅需要关注遗传倾向，更要注重改善生活方式，如戒烟、限酒等。因为家族中可能有多个人有不良的生活习惯，如吸烟、酗酒，爱吃高油、高盐、高热量的食物，不爱运动，生活不规律，没有定期监测血压、血脂的习惯，不定期体检，这些不良生活习惯也会让后代从小养成不健康的生活方式，成年后很难改正，从而影响一生，大大增加了患冠心病的概率。如果再有早发冠心病家族史，或高血压、糖尿病和血脂异常的家族史，就非常容易在年轻时发生冠心病。

关键词

早发冠心病家族史　遗传倾向

我们倡导定期体检，除常规检查血压、血糖、血脂外，还可考虑检查与遗传相关的项目，如脂蛋白a、载脂蛋白E和四氢叶酸代谢等，这些指标都与遗传相关。如果异常，更应做好危险因素控制，保持健康生活方式。要避免劳累和过度紧张、焦虑；合理调整饮食习惯，避免高热量、高脂肪饮食；适量运动，如游泳、骑自行车、慢跑等；减少脂肪堆积，控制体重，提高机体抵抗力。

冠心病虽然有一定的遗传倾向，但并不是绝对遗传的，遗传因素与其他多种危险因素共同作用，才会提高冠心病的患病率。只要进行科学预防，是可以减少冠状动脉粥样硬化的发生。

（胡　荣　王建刚）

3. 为什么常规体检不一定能发现冠心病

尽管常规体检可以提供一定的心血管健康信息，但它可能无法发现早期冠心病的迹象。为了提高早期发现冠心病的概率，建议定期进行更专业的心脏检查，如运动负荷试验、核素心肌灌注显像、冠状动脉CT血管成像技术（CTA）或冠状动脉造影等，并对已知的危险因素进行积极管理和干预。

健康术语

冠状动脉造影

冠状动脉造影是一种用于诊断冠心病的常用且有效的方法。它通过使用血管造影剂，将特制定型的心导管经皮穿刺，进入特定的血管通路，到达冠状动脉口，并注入造影剂，使冠状动脉显影，清楚地展示整个冠状动脉的主干及其分支的血管腔，了解血管有无狭窄病灶存在。冠状动脉造影被认为是诊断冠心病的“金标准”。

专家说

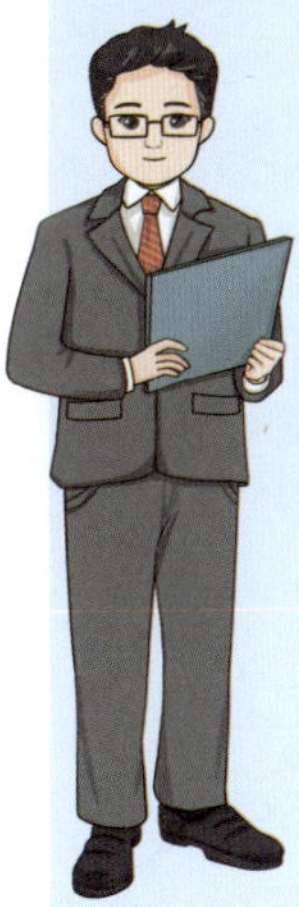

常规体检在早期发现冠心病方面具有一定的局限性，主要原因如下。

1. 症状不明显 很多冠心病患者在早期可能没有明显症状或症状轻微，或只在运动时才有症状和心电图改变，这些情况可能在常规体检时不易被察觉。

2. 静息心电图的局限性 常规体检中的静息心电图（ECG）在稳定性心绞痛患者中通常无异常，即使在心绞痛发作时，心电图的 ST-T 改变也可能受到多种因素干扰。对于无症状的心肌缺血患者心电图可能无法检测出来。

3. 某些专项检查不适合作为常规体检内容 冠状动脉造影是诊断冠心病的“金标准”，但由于具有侵入性、有一定风险性和高成本的特点，通常不作为常规体检项目。冠状动脉 CT 血管成像技术是一种有效的无创检查方法，但对于复杂钙化病变和支架植入术后的诊断，准确程度有限。

4. 冠心病危险因素的评估和管理 冠心病的危险因素包括高血压、高血脂、糖尿病、吸烟等，这些因素的长期管理是否理想，可能在体检时不易被立即识别，需要长期跟踪和管理。同时，心血管疾病风险评估是一个复杂的过程，需要考虑多种危险因素相互作用。虽然有一些风险评估模型，但可能不适用于所有人，需要结合个体的具体情况进行评估。

（胡 荣 王建刚）

关键词

运动平板试验 冠状动脉 CT 血管成像技术

4. 哪些检查可以早期发现冠心病

冠状动脉粥样硬化是逐渐发生的，狭窄程度 <70% 时多数人完全没有症状，所以更应重视并控制加速血管狭窄的危险因素，如将血压、血脂、血糖控制在理想水平及保持健康的生活方式。

健康术语

运动平板试验

运动平板试验是一种通过逐渐增加运动量来观察心脏在不同负荷下的反应试验。在运动过程中，通过心电监护可以观察到心电图的变化，尤其是ST段的改变，从而判断是否存在心肌缺血。

专家说

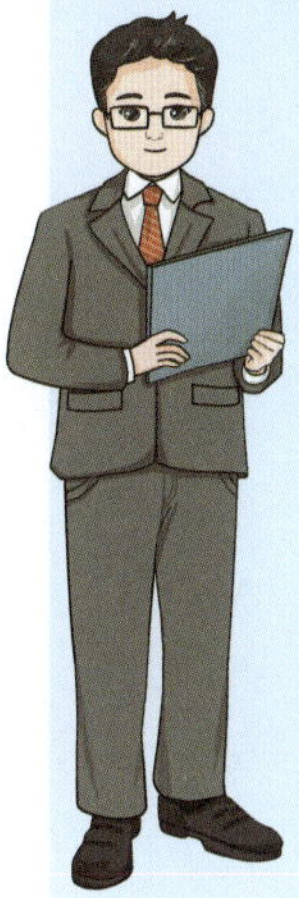

早期发现冠心病可以通过以下几种检查方法。

常规检查

1. 心电图是一种快速且无痛的检查，通过心电图的动态变化可以发现心肌缺血、早期心肌梗死或陈旧性心肌梗死的人群。

2. 动态心电图（DCG）可以连续24小时或更长时间记录心脏的电活动，多用于捕捉心律失常等，有时也可以发现动态的ST-T改变。

3. 超声心动图利用多普勒原理检测心脏的结构和运动功能，还可以显示心室壁的运动情况，能较准确地测定心梗导致的室壁运动异常。

4. 在血液检查中，高敏肌钙蛋白在少量心肌细胞坏死后能被检测到，此值异常升高提示心肌坏死，既能预测未来心脏病的发病风险，也是确诊心肌梗死的重要手段之一。

5. 运动平板试验可以早期筛查隐匿性冠心病，评估冠心病患者的疾病程度和治疗效果，以及预测心血管不良事件和死亡风险。

深度筛查

1. 冠状动脉 CT 血管成像技术是一种无创的影像学检查，主要检查血管内是否有钙化和斑块，并判断血管是否通畅，需要静脉注射造影剂后利用螺旋 CT 扫描再经过计算机三维重建显示心脏冠状动脉。该检查适用于有冠心病症状但心电图和常规检查无法确诊的患者，以及疑似冠心病但无法接受有创性冠状动脉造影检查的患者。基于冠状动脉 CT 血管造影的定量血流分数，作为一种无创评估冠状动脉狭窄功能学的新方法，其诊断准确度已经得到验证。

2. 核素心肌显像适用于根据病史、心电图检查不能排除心绞痛的患者，核素心肌显像可以显示缺血区、明确缺血的部位和范围。

3. 心脏磁共振成像是一种无创的检查方法，目前主要用于评估心脏的结构和功能，也可以进行冠状动脉的评估，但需要非常有经验的医生进行报告解读。

（胡　荣　王建刚）

5. 冠心病可能有哪些症状

冠心病常见的症状为心绞痛。劳力型心绞痛一般多表现为在运动时出现心前区压榨性不适感，如快走、追车、顶风上坡、饱餐后提重物等，停止活动或休息 2~3 分钟就能缓解。发作时的不适可以发生在胸前、咽部甚至口腔，最主要的特点就是与活动相关，停止活动症状缓解。变异性心绞痛多与血管痉挛相关，常在清晨、吸烟后或紧张时出现上述症状，运动时反而没有不舒服。

关键词

劳力性心绞痛　变异性心绞痛

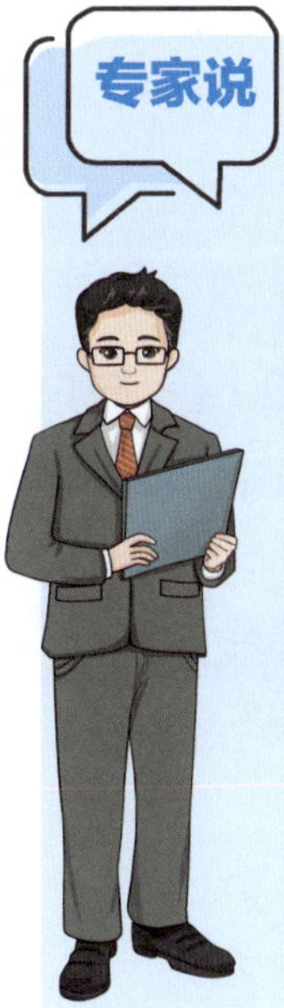

1. 需要了解冠状动脉狭窄程度和出现症状的关系。一般冠状动脉狭窄超过 50%，可以诊断冠状动脉粥样硬化性心脏病，狭窄超过 70% 可能会出现劳力性心绞痛，但狭窄不重时，如果发生血管痉挛，也可能会发生变异型心绞痛。

2. 部分人群如老年人、糖尿病患者、女性的缺血症状可不典型，即使冠状动脉狭窄超过 70%，这些特殊人群也不会出现典型的冠心病缺血症状，表现为乏力、消化道症状等，甚至完全没有症状。冠心病早期可能没有明显的心电图改变，因此心电图检查可能无法显示出阳性结果。

3. 还有一种情况需要注意，当冠状动脉狭窄程度不严重时，日常活动可以完全没有症状。但是一些睡眠不好或焦虑、自主神经紊乱的人群，经常在休息不好或情绪不好时出现胸闷、气短、乏力、疲劳、心慌、心悸等症状，持续时间较长，且与活动无明显关系，多与自主神经功能紊乱有关，建议到医院行进一步检查以排除冠心病。

（胡　荣　王建刚）

6. 为什么需要**早期预防**冠心病

冠心病一旦发生，说明血管至少狭窄 50%，甚至 100%，而且可能合并心肌坏死，此后，患者可能会反复发作的心绞痛或心肌梗死，甚至进展到心脏病的终末阶段，即心力衰竭，其死亡率非常高。目前，还没有特别有效的手段逆转这一过程，但通过药物和生活方式干预可延缓进展，因此早期预防非常重要。

健康术语

心力衰竭

心力衰竭简称“心衰”，是指各种原因导致心脏泵血功能受损，心排血量不能满足全身组织基本代谢需要的综合征，主要表现为呼吸困难、活动受限、体液潴留等。心力衰竭的死亡率较高，患者五年生存率不足 50%。

专家说

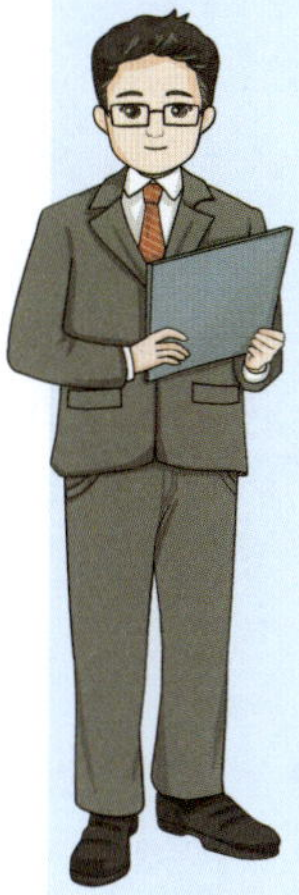

冠心病是可以早期预防的，早期预防可以显著降低冠心病的发病率和死亡率。以下是一些关键的预防措施。

1. 坚持健康饮食　增加水果、蔬菜和全谷物的摄入，减少饱和脂肪酸、反式脂肪酸和胆固醇的摄入，选择低脂肪的富含蛋白质的食物，如鱼类、豆类和鸡肉，减少盐（钠）的摄入量，以降低血压。

2. 保持健康体重　通过健康饮食和适度运动来控制体重，避免肥胖，特别是减少腰部脂肪积聚。建议BMI 保持在 24kg/m^2 以内，男性腰围不超过 90 厘米，女性不超过 85 厘米。

3. 养成定期锻炼的习惯　每周至少进行 150 分钟的中等强度有氧运动或 75 分钟的高强度有氧运动，增加日常活动量，如步行或使用楼梯等。

4. 不吸烟和避免二手烟　完全戒烟且避开烟草烟雾的环境。

5. 限制酒精摄入　男性每天摄入不超过 2 两（1 两 = 50 克）的高度白酒，女性每天摄入不超过 1 两的高度白酒。

6. 注意管理健康指标，控制危险因素　定期检查和维护正常的血压、血糖和胆固醇水平。如有糖尿病，务必控制好血糖。

7. 注意心理健康和压力管理，保证良好睡眠 采取相应方法来应对压力，如冥想、放松技巧或心理咨询；确保规律和充足的优质睡眠。

8. 定期体检和遵循医生指导 定期进行健康检查，以早期发现并管理高血压、糖尿病和高血脂等问题，并落实医生推荐的筛查计划。

（胡 荣 王建刚）

二

脑卒中风险评估

7. 为什么中青年人也需要进行脑卒中风险评估

关键词

风险评估　危险因素　早期干预

我国中青年人群脑卒中患病率有升高的趋势，基于脑卒中高致死率和高致残率的特点，早期预防无疑是最好的选择。因此，中青年人也应该重视脑卒中的预防与风险评估。

健康术语

风险评估

风险评估是指对个体或群体罹患某种疾病的可能性进行预测和量化的过程，通常通过收集个体包括年龄、性别、疾病史以及生活习惯（如饮食、运动、吸烟和饮酒）等相关信息，评估其当前的健康状况和患病的风险程度。

专家说

脑卒中发病后常导致严重后果

脑卒中具有高发病率、高死亡率和高致残率的特点。一旦发病，患者可能出现偏瘫、失语、认知功能障碍等症状，严重影响患者与家属的生活质量。因此，早期预防脑卒中对于降低发病率和减轻社会负担具有重要意义。

中青年人患脑卒中的危险因素众多

在中青年人群中存在一些与脑卒中相关的危险因素，如高血压、糖尿病、血脂异常、肥胖，以及吸烟、饮酒、熬夜等不良生活习惯。这些因素都会增加脑卒中的发病风险。通过风险评估，可以及时发现这些危险因素，并采取相应的干预措施，从而降低脑卒中的发病风险。

风险评估有助于早期干预脑卒中

通过风险评估早期识别脑卒中高危人群，制订个体化的预防方案，有助于提高高危人群的健康意识，自觉采取干预措施，如控制危险因素、保持健康生活方式等。

（刘　蕾　胡　荣）

关键词

脑卒中　家族史　生活习惯

8. 为什么说**脑卒中**可能会“**遗传**”

脑卒中也是会“遗传”的。一方面，由特定基因突变导致的遗传性脑血管病具有遗传性，因不同基因的遗传模式不同，下一代的发病概率不同；另一方面，家族成员间共享相似的遗传背景、生活习惯和环境因素，直系亲属中有脑卒中病史时，其脑卒中发病风险增加。

健康术语

脑卒中预警症状

部分患者在脑卒中发病前可有自我感知的症状，如持续性头痛、短暂意识障碍、突发视力障碍、头晕、呕吐、肢体无力、口齿不清、肢体麻木、步态不稳等。

专家说

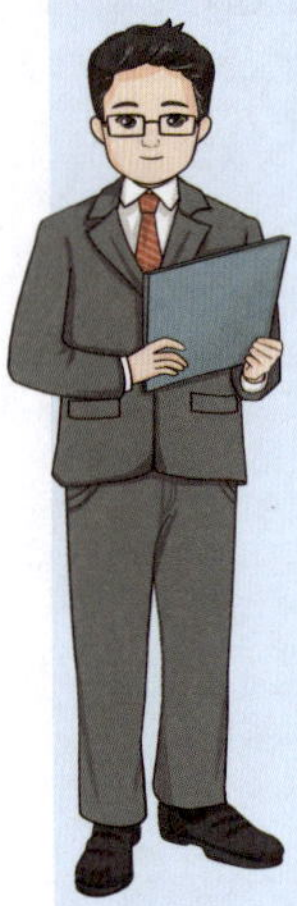

遗传性脑血管病

遗传性脑血管病包括单基因遗传性脑血管病或其他遗传性脑血管病，常影响颅内血管壁的结构、功能或代谢等方面障碍，常见疾病包括皮质下梗死伴白质脑病的常染色体显性遗传性脑动脉病、烟雾病、海绵状血管瘤、动静脉畸形等。遗传性脑血管病的临床表现因具体类型而异，但常表现为反复发作的脑卒中。

脑卒中的遗传倾向

多数类型的脑卒中是由多种相关危险因素共同作用产生的，如高血压、糖尿病、冠心病、高脂血症等，这些疾病本身具有遗传倾向。如果家族中存在这些疾病的遗传倾向，那么家族成员患脑卒中的风险会相应增加。

脑卒中有“遗传性”，我们该怎么办

对于有明确遗传性脑血管病家族史的人群，首先建议尽早前往神经内科进行遗传咨询，了解疾病的遗传模式和风险，以便制订个性化的预防和治疗策略。其次，要保持健康的生活方式，包括均衡饮食、适量运动、戒烟限酒等，以降低患脑卒中的风险。再次，要定期体检，发现并治疗高血压、糖尿病等慢性疾病，从而降低脑卒中的发病风险。最后，需要学习并识别脑卒中的预警症状，一旦出现应及时前往医院就诊。

（刘　蕾　胡　荣）

9. 为什么**吸烟**和**过量饮酒**会增加脑卒中的发生风险

关键词

脑卒中　血管内皮损伤

吸烟和过量饮酒都会增加脑卒中的发生风险，因为它们对心脑血管系统有多种不利影响，不仅可以增加高血压、高血脂症等脑卒中危险因素的发病风险，还可以通过直接损伤血管内皮诱发脑卒中。

专家说

吸烟增加脑卒中发病风险的原因

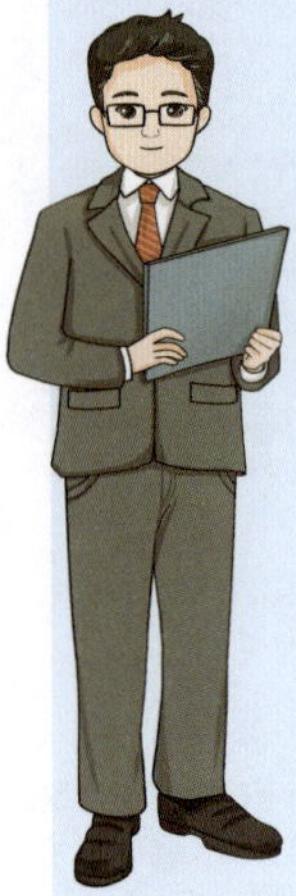

1. 血管内皮损伤 吸烟时产生的有害物质会直接导致血管内皮细胞收缩，使血管通透性增加，进而引发血小板聚集和血栓形成。这种损伤不仅影响血管弹性，还可能导致血管壁变脆，易于破裂。

2. 血管痉挛 尼古丁等烟草成分可导致血管痉挛，减少脑部供血。长时间痉挛可能使血管壁进一步受损，增加脑卒中的发生风险。

3. 血液黏稠度增加 吸烟会使血液中的纤维蛋白原水平升高，血小板聚集性增强，导致血液变得更加黏稠，流动速度减慢，容易形成血栓，进而堵塞脑血管。

4. 加速动脉粥样硬化 吸烟还会加速动脉粥样硬化的过程，导致血管壁增厚、管腔狭窄，影响脑部供血。

5. 影响脂质代谢和血压调节 吸烟还会影响整体的脂质代谢和血压调节，进一步增加脑卒中的发生风险。

过量饮酒增加脑卒中发病风险的原因

1. 血压升高 长期酗酒可能导致血压升高，这是脑卒中的重要危险因素。高血压会使血管壁承受更大的压力，易于破裂。

2. 心律失常 酗酒可能导致心律失常，特别是心房颤动，容易在心脏内形成附壁血栓。当这些血栓脱落时，可能随血流进入脑血管，引发脑卒中。

3. 血液黏稠度增加 酒精会使血液当中的血小板聚集性增强，导致血液黏度增加，从而增加血栓形成的风险。

4. 血管内皮损伤 酗酒会损伤血管内皮，使血管内壁变得不光滑，易于形成动脉血管斑块，最终阻塞脑血管。

5. 其他健康问题 酗酒还可能导致肥胖、糖尿病、高脂血症等健康问题，这些也都是脑卒中发病的危险因素。

（刘 蕾 胡 荣）

10. 为什么最需要关注血脂中的**低密度脂蛋白胆固醇**水平

关键词

低密度脂蛋白胆固醇

动脉粥样硬化性心血管疾病

低密度脂蛋白胆固醇（LDL-C）的主要功能是运输胆固醇到血管壁和其他组织。然而，过高的 LDL-C 会导致胆固醇在血管壁沉积，增加心血管疾病的风险，因此它被视为“坏胆固醇”，也是最受重视的血脂指标。研究表明，LDL-C 每降低 1mmol/L，动脉粥样硬化性心血管疾病（ASCVD）事件降低 20%~23%。

专家说

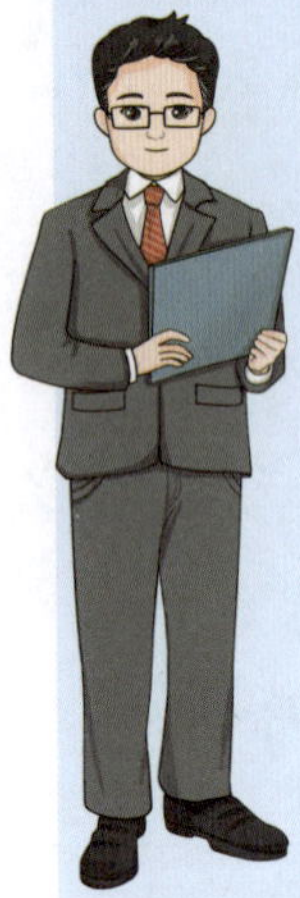

ASCVD是全球范围内导致死亡的主要原因之一，血液中血脂包括胆固醇、甘油三酯、游离脂肪酸等水平过高，尤其是低密度脂蛋白胆固醇（LDL-C）过高，是动脉粥样硬化的主要危险因素，动脉粥样硬化是ASCVD的基础病变。

不同的人群低密度脂蛋白胆固醇控制水平不同

血脂报告单上LDL-C参考值较为复杂，因不同人群LDL-C控制水平不同。普通健康人LDL-C应控制在3.4mmol/L以下；对于有高血压、糖尿病、肥胖、吸烟、早发心血管病家族史等人群，LDL-C应控制在2.6mmol/L以下；对于已确诊冠心病、缺血性脑卒中、短暂性脑缺血发作、外周动脉粥样硬化病等人群，建议LDL-C控制在1.8mmol/L以下。

健康生活方式是降低低密度脂蛋白胆固醇的重要方法

1. 调整饮食 减少饱和脂肪酸和反式脂肪酸的摄入，增加富含膳食纤维的食物摄入，如全谷物、蔬菜和水果。

2. 增加运动 定期进行有氧运动，如快走、游泳或骑自行车，有助于降低LDL-C水平。

3. 控制体重 保持健康的体重，减少体内脂肪，特别是腹部脂肪。

4. 戒烟限酒 烟草和酒精都会对血脂产生不良影响，应尽量戒烟并限制酒精摄入。

如果生活方式的改变不足以降低 LDL-C 水平，则可根据医生的建议使用降脂药物，如他汀类药物。此外，定期进行血脂检查，并在医生指导下采取适当的措施来管理血脂，对于维护心血管健康非常重要！

（刘　蕾　胡　荣）

关键词

低密度脂蛋白胆固醇　他汀类药物

11. 为什么有些人血脂在正常范围内还需要吃**他汀类药物**

血脂异常是导致动脉粥样硬化性心血管疾病（ASCVD）的重要危险因素，使用他汀类药物治疗，可使血脂中的低密度脂蛋白胆固醇（LDL-C）达到理想水平，控制或逆转动脉粥样硬化的进展，延缓 ASCVD 的发生、发展，并降低心血管事件发生概率及死亡风险。但是有心血管疾病高危因素、血管斑块、曾经发生过心血管事件、糖尿病等情况时，即使血脂在正常范围，也可能需要按医嘱服用他汀类药物，使血脂达到更加严格的理想范围来预防 ASCVD 的发生。

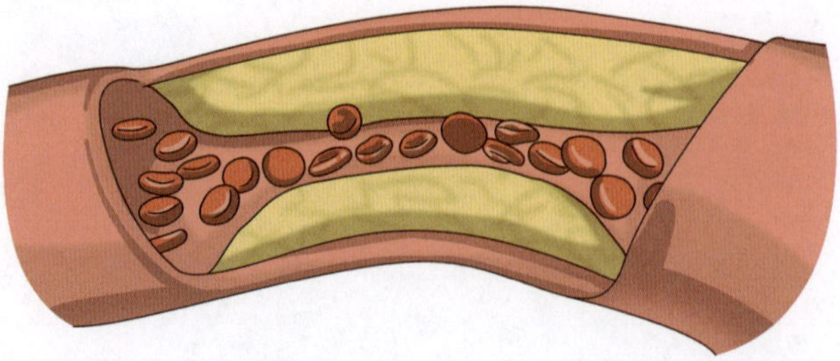

动脉粥样硬化形成示意图

专家说

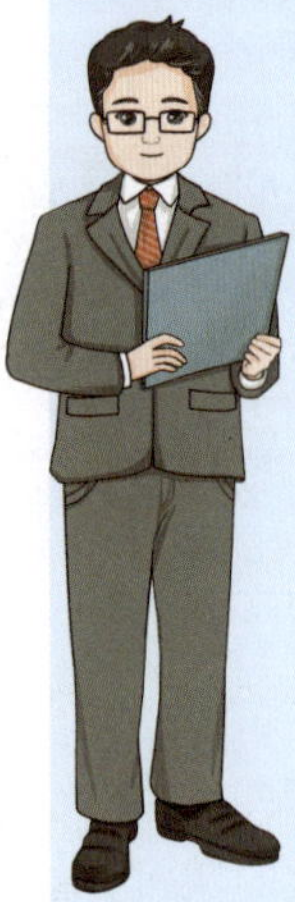

血脂家族的成员众多，其中最危险的就是 LDL-C。LDL-C 水平越高，暴露时间越长，心血管疾病的发生风险越大，所以合理运用他汀类药物来尽早控制 LDL-C 水平至关重要。但是不同的人群对 LDL-C 的达标要求不尽相同，以下几类人群要求更加严格。

1. 动脉血管长“斑”人群　即使血脂基本正常，若已存在动脉粥样硬化斑块，他汀类药物亦有助于稳定斑块，防止其破裂引发严重后果，如心肌梗死、脑卒中等。他汀类药物可以调节血脂、抑制炎症反应、改善内皮血管细胞功能，对动脉粥样硬化有积极的治疗作用。

2. 存在心血管疾病高危因素人群　存在高血压、吸烟、肥胖、心脑血管病家族史等高危因素的人群，即使血脂基本正常，使用他汀类药物也能降低心血管疾病的风险。因为他汀类药物不仅能调节血脂，还能抑制血小板凝集和降低血清胰岛素水平，从而起到预防心血管疾病发生的作用。

3. 糖尿病患者 糖尿病患者血糖代谢紊乱，会损伤血管内皮细胞，同时影响脂质代谢，加速斑块的形成和发展。他汀类药物能够保护糖尿病患者的血管，减少血管损伤和炎症反应。针对糖尿病患者应更严格地控制血脂水平，把 LDL-C 降低到比正常人群更低的水平，来预防心血管疾病的发生。

（刘 蕾 胡 荣）

关键词

『三高』 脑卒中 卵圆孔未闭

12. 为什么有些人没有“三高”也出现了脑卒中

“三高”指的是高血压、糖尿病及高血脂症，是导致脑卒中发生的常见危险因素。可是，有些人没有“三高”，怎么也出现了脑卒中呢？这很可能是卵圆孔未闭惹的祸！

健康术语

卵圆孔

卵圆孔是心脏房间隔的一个孔，负责左心房和右心房的血液流通。在胎儿时期，卵圆孔允许血液从右心房流向左心房，但出生后通常会自然关闭。然而，部分人群的卵圆孔因为生长发育的问题，未能完全关闭，留下一个缝隙，就叫"卵圆孔未闭"。卵圆孔未闭是先天性心脏病的常见类型，在人群中的发生率高达20%~26%，接近1/4的人都存在微小的卵圆孔未闭。

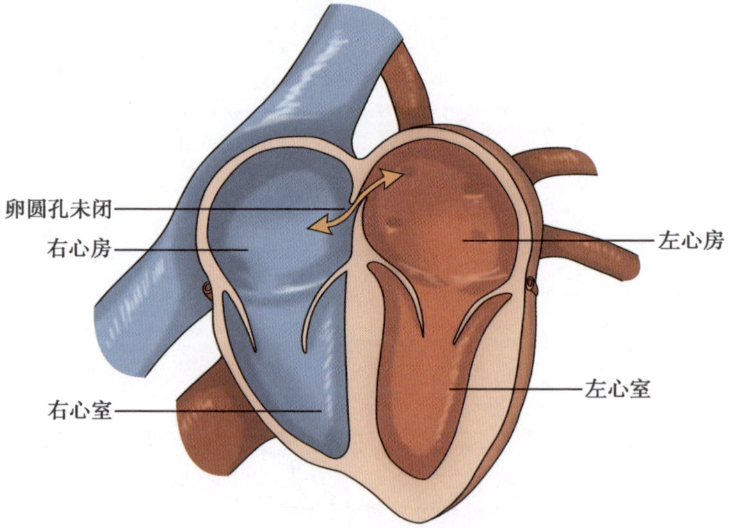

卵圆孔未闭示意图

专家说

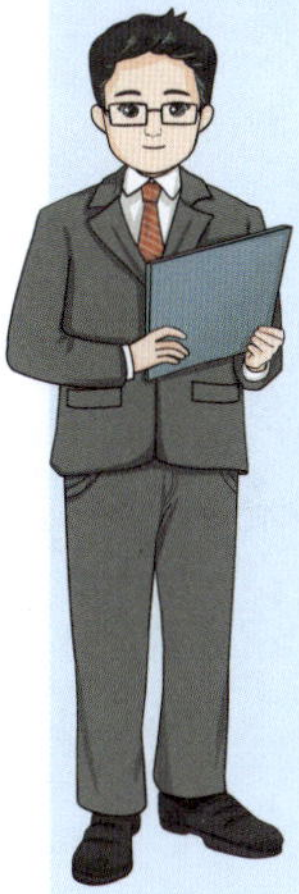

心脏内出现右向左分流时最危险

有些患者卵圆孔未闭的范围较大，可能会因在婴幼儿或者儿童时期出现呼吸困难、反复发生呼吸道感染、生长发育迟缓、心功能下降、体力活动能力下降等多种症状而被发现。有些患者卵圆孔未闭的范围比较小，症状不明显，可能成年后才偶然被发现。绝大多数患者的卵圆孔未闭非常微小，没有症状，不被察觉，即使做常规体检也发现不了，平时和常人无异。

微小的卵圆孔未闭虽然没有明显的症状，但可能导致血液在心脏内异常流动，使血液从右心房通过卵圆孔的缝隙流向左心房。在咳嗽、大笑、打喷嚏、深呼吸等腹压增高的情况下，右心房压力增高，未闭的卵圆孔裂隙被自右向左打开。此时，如果右心房血液中含有微小气泡或血栓，可能通过卵圆孔进入左心房，进入全身动脉，最后到达脑部，带来偏头痛、脑卒中的风险。

卵圆孔未闭属于先天性心脏结构异常，一般无法预防，出现症状时可以考虑进行封堵治疗。如无症状，也应该通过健康饮食、规律作息、情绪管理等措施，预防偏头痛、脑卒中等并发症的发生。

（刘　蕾　胡　荣）

13. 为什么脑卒中会"偷走"记忆力

关键词
脑卒中 认知功能 痴呆

当脑卒中发生时，大脑的血液供应受到阻碍或中断，导致脑细胞受损或死亡。而大脑中与记忆功能密切相关的区域，如海马体和额叶皮层，在脑卒中后可能会受到损伤，从而导致急性的记忆力下降。此外，长期慢性的微小卒中，如腔隙性脑梗死、大脑皮层下白质变性、微出血等，均可导致慢性的记忆力下降。

健康术语

认知功能

认知功能是人类各种有意识的精神活动，在清醒状态下时刻存在，包括从简单的对自己和环境的确定、感知、理解、判断到完成复杂的数学计算等。记忆力减退可能与大脑神经元损伤或功能异常有关，导致日常生活中的重要信息遗忘，影响工作和生活能力。

专家说

如何预防脑卒中引起的记忆力下降

预防脑卒中引起的记忆力下降关键是预防脑卒中的发生。预防脑卒中是一个综合性的过程，涉及多个方面的生活方式的调整和健康行为的养成。

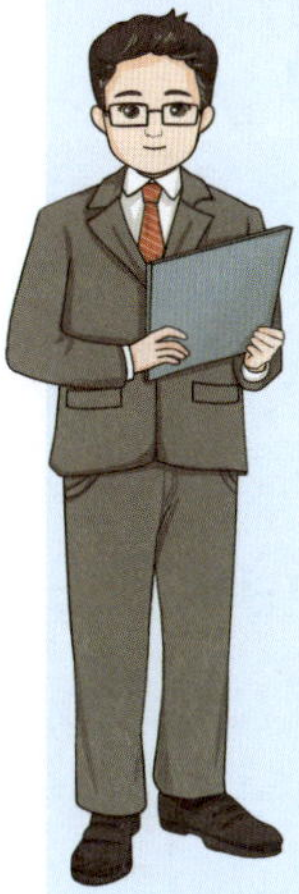

1. 控制引起脑卒中的各种慢性疾病，如高血压、糖尿病、血脂异常及心房颤动等。

2. 倡导健康生活方式，如合理饮食、控制体重、适量运动、戒烟限酒、心理平衡等。

3. 进行定期体检和健康监测。

4. 注意脑卒中的先兆症状，如短暂性脑缺血发作（TIA）。TIA 通常表现为突然出现的肢体麻木、无力、言语不清等症状，持续数分钟至数小时后自行缓解。一旦出现这些症状，应立即就医并接受专业治疗。

5. 进行有意识的脑功能锻炼。不断学习新知识、新技能，保持大脑的活跃性；积极参与社交活动，与家人、朋友保持联系，有助于延缓认知衰退；进行下象棋、练书法、玩记忆游戏等智力活动，可以锻炼大脑，提高记忆力。

6. 进行良好的情绪管理，避免出现焦虑抑郁情绪。

（刘　蕾　胡　荣）

14. 为什么颈部按摩也可能导致脑卒中

关键词

颈动脉夹层　动脉瘤

颈部按摩时，如果手法不当或力度过大，可能导致颈部动脉内壁的撕裂，形成血管内夹层。夹层形成后，血液流动可能受阻，或形成血栓并脱落，进而堵塞给大脑供血的动脉，引发脑卒中。此外，如果个体已有颈部血管动脉瘤，剧烈的按摩可能增加破裂风险，引发出血性脑卒中。

专家说

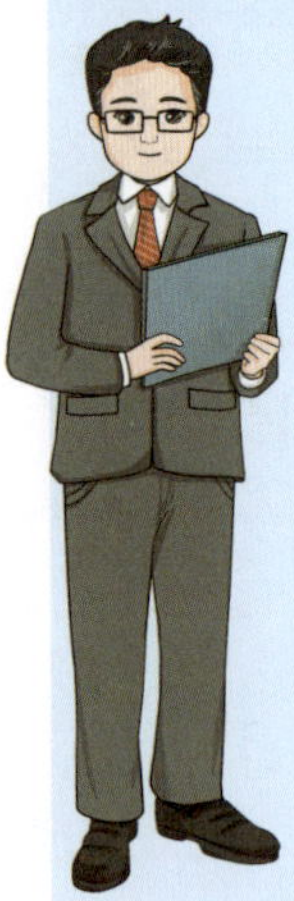

如何避免颈动脉夹层导致的脑卒中

1. 避免颈部过度运动和外伤　在进行颈部活动时，避免过度接触或牵拉颈部前外侧，如突然回头、过度仰头或转动颈部等。防止颈部外伤，在进行体育运动、瑜伽等活动时，注意保护颈部，避免颈部受到撞击或扭伤。乘坐过山车等刺激性游乐设施时，也要特别小心，以减少颈部受伤的风险。

2. 谨慎选择颈部按摩和推拿　进行颈部按摩或推拿时，应选择正规、专业的按摩机构或医疗机构，以确保按摩师具备专业的技能和知识。此外，要控制按摩力度，避免按摩师手法不当或力度过大导致颈动脉损伤。如果在按摩过程中感到不适或疼痛，应立即停止按摩并寻求专业医生的帮助。

3. 保持健康的生活方式 合理饮食（保持低盐、低脂、高蛋白、多蔬菜与瓜果的饮食习惯）；戒烟、戒酒，以减少对血管的损害；适当锻炼（如打乒乓球、太极拳、跳绳、踢毽子、跳舞、慢跑），以增强血管弹性和身体健康；保持适当体重，避免肥胖和超重对血管造成的压力。

4. 积极治疗和控制慢性疾病 定期进行血压、血糖、血脂监测，保持各项指标控制在目标范围内，遵医嘱按时服用药物，避免血压、血糖等波动过大。

5. 定期体检和筛查 定期进行颈动脉超声检查，及时发现颈动脉夹层等血管病变；对于怀疑有颈动脉夹层的患者，可以进行 CTA 或 MRA 检查，明确诊断。如果出现头痛、颈部疼痛、搏动性耳鸣、视物模糊、肢体乏力、言语不清等颈动脉夹层的症状，应及时就医并咨询神经内科专家。

（刘　蕾　胡　荣）

三

周围血管疾病风险评估

15. 为什么吸烟人群要进行**周围血管疾病**风险筛查

关键词

吸烟　周围血管疾病　风险筛查

周围血管疾病患者往往有肢体疼痛、感觉异常、皮肤温度异常、皮肤颜色改变、肢体增粗或萎缩、肿胀或局部包块、溃疡或坏疽等表现。

健康术语

周围血管疾病

周围血管疾病是指除心脑血管以外的血管疾病，包括动脉、静脉及淋巴系统疾病。常见的周围血管疾病包括主动脉瘤或夹层、动脉硬化性闭塞症、血栓闭塞性脉管炎、静脉曲张、下肢深静脉血栓形成等。

专家说

吸烟是周围血管疾病的重要危险因素

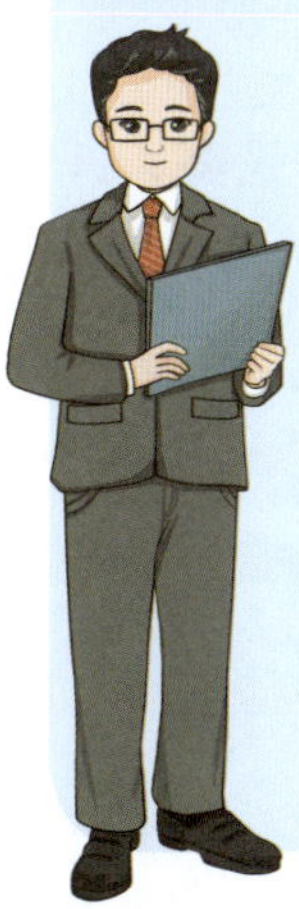

吸烟时烟草燃烧产生大量的有害物质，如尼古丁、焦油等，从呼吸道进入人体，通过损害血管管腔表面细胞的功能及引发炎症，加速动脉病变进程，引起动脉狭窄，甚至闭塞。研究证实，吸烟者发生下肢动脉疾病、腹主动脉瘤的风险显著高于非吸烟者。此外，吸烟会加速周围血管疾病的进展，使症状加重，治疗效果变差，死亡率增加；吸烟亦可加重雷诺现象的症状，即手指和脚趾的动脉血管痉挛，导致局部缺血。

吸烟人群进行周围血管疾病筛查的益处多

周围血管疾病筛查是指通过包括病史询问、体格检查、化验血液指标，以及对血管进行检查（如动脉硬化检测、彩超、CT血管成像等）评估血管狭窄或闭塞、动脉瘤等情况。吸烟人群通过早期筛查周围血管疾病，可尽早发现动脉血管疾病的迹象，如动脉硬化等，从而采取预防措施或早期治疗，避免疾病进一步恶化及显著降低并发症的风险，如心脏病、脑卒中等，从而减少患者的痛苦和医疗负担。

（王建刚　刘　蕾）

16. 为什么这么年轻也会长**血管斑块**

随着人们对健康关注度的增加，参加健康体检的人越来越多，许多没有症状的中青年人也被检查出动脉斑块，原以为是“老年病”的动脉斑块，竟然也会发生在年轻人身上。研究表明在 35~39 岁的人群中，男性颈动脉斑块的患病率为 10.5%，女性为 5.8%。

专家说

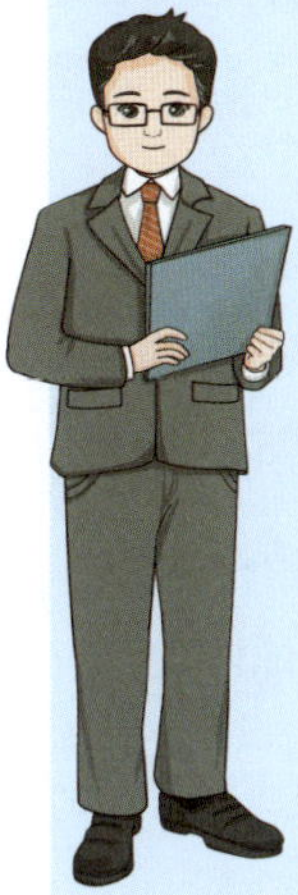

动脉斑块的年轻化主要和不良的生活方式有关。造成斑块年轻化的原因有很多，其中之一是遗传因素，如果有早发心血管疾病家族史，如父母在年纪较轻的时候就患上了冠心病、脑卒中等，那么子女患血管斑块的风险也会相应增加。但这不是最主要的原因，不良的生活方式才是造成动脉斑块年轻化的罪魁祸首。

1. 饮食习惯 现代人的饮食结构发生了显著变化，高油、高糖、高盐的食物成为日常饮食的常客。这些食物富含饱和脂肪酸和反式脂肪酸，会增加血液中的血脂水平，尤其是LDL-C，即“坏胆固醇”，容易在血管壁上沉积，形成斑块的核心成分。此外，过多摄入糖分还会引发胰岛素抵抗，影响脂质代谢，促进动脉粥样硬化的发展。

2. 缺乏运动 现代人大多从事久坐不动的工作，业余时间又沉迷于电子设备，导致身体代谢减慢，能量消耗减少，脂肪容易在体内堆积，尤其是腹部脂肪的增加，会释放出多种炎症因子，促进血管炎症反应，加速斑块的形成。

3. 熬夜 长期熬夜会打乱人体的生物钟，导致内分泌失调，影响新陈代谢和心血管功能。同时，熬夜还会使身体处于应激状态，促使交感神经兴奋，导致血管收缩、血压升高，增加血管内皮损伤的风险，导致斑块形成。

4. 精神压力 现代社会竞争激烈，人们面临着工作、学习、生活等多方面的压力。长期处于高压力状态下，人体会分泌过多的皮质醇等应激激素，这些激素会导致血糖和血压升高，同时也会促进脂肪的分解和游离脂肪酸的释放，增加血液中的脂质含量，加速动脉粥样硬化的进程。

5. 吸烟 香烟中的尼古丁、一氧化碳等有害物质会损伤血管内皮细胞，使其出现功能障碍，导致血管壁的通透性增加，血液中的脂质容易侵入血管壁内。同时，吸烟还会引起血管痉挛，减少血液供应，促进血小板聚集和血栓形成，这些都是动脉斑块形成的原因。

（王建刚　刘　蕾）

17. 为什么久坐不动会引发下肢静脉曲张

下肢静脉曲张是一种常见的血管疾病，主要表现为下肢浅静脉的迂曲、扩张。小腿内外侧皮肤下弯弯曲曲爬满了青紫色肿胀的血管，就像许多蚯蚓趴在腿上，所以又叫“蚯蚓腿”。下肢静脉曲张的危害是多方面的，不光会引起下肢皮肤的瘙痒、皮炎和湿疹，还会引起静脉回流不畅，增加下肢静脉血栓形成的风险。下肢静脉曲张具有家族遗传易感性，可能与静脉瓣膜功能不全、静脉壁薄弱等遗传因素有关。

专家说

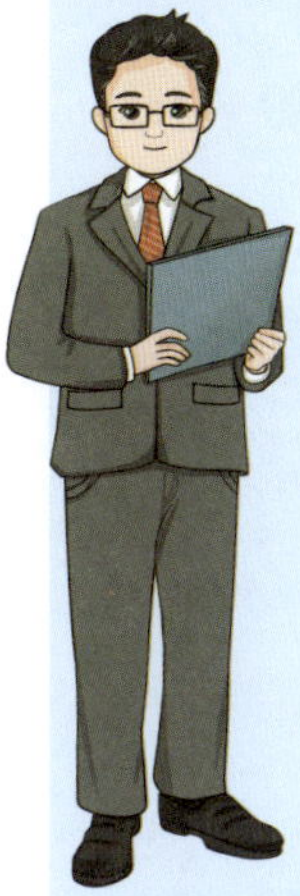

久站久坐是下肢静脉曲张的重要原因

虽然遗传因素是导致下肢静脉曲张的一个病因，但更主要的致病因素还是生活方式。久站久坐是下肢静脉曲张的重要原因。久站久坐会导致下肢静脉内压力持续升高，影响静脉回流。特别是那些需要长时间站立或久坐的职业人群，如教师、警察、外科医生、护士、交警、建筑工人、农民、前台接待人员、理发师等，更容易发生静脉曲张。经常搬运重物或进行重体力劳动也会增加下肢静脉的负担，导致静脉压力增高，从而引发静脉曲张。需要长时间站立或久坐的职业人群要注意防护，而普通人群则需要避免久坐，每坐 1 小时都应该站起来进行短时间（3~5 分钟）的体力活动。

为了减轻相关职业人群及体力劳动者下肢静脉的负担，可以穿小腿加压袜（也叫“静脉曲张袜”“弹力袜”）来防治下肢静脉曲张。小腿加压袜采用压力递减设计，从脚踝处开始，压力逐渐向上递减，这种设计符合人体下肢静脉的解剖和生理特点，有助于促进静脉血液回流。

除此之外，肥胖、怀孕、长期便秘、咳嗽等也可能诱发下肢静脉曲张。肥胖增加了腿部静脉的负担，怀孕期间的激素变化和子宫增大对静脉造成压力，长期便秘和咳嗽则可能导致腹腔压力增高，进而影响静脉回流。

健康术语

静脉瓣膜功能不全

静脉瓣膜是防止血液逆流的重要结构。当静脉瓣膜功能不全时，血液容易在静脉内逆流，导致静脉压力增高，进而引发静脉曲张。

（王建刚　刘　蕾）

18. 为什么普通人 40 岁以上就要进行周围血管疾病风险评估

周围血管疾病首要的危险因素是年龄。随着年龄的增长，动脉壁逐渐失去弹性，使血管扩张受限，从而减少血流量。此外，动脉内壁斑块形成可能导致动脉狭窄，使周围血管疾病更加严重。

专家说

年龄增长引发周围血管疾病的原因

1. 随着年龄增长，身体炎症反应及糖尿病和高血压的发病率会增加，这些因素会进一步损害血管，导致周围血管疾病的发生和发展。

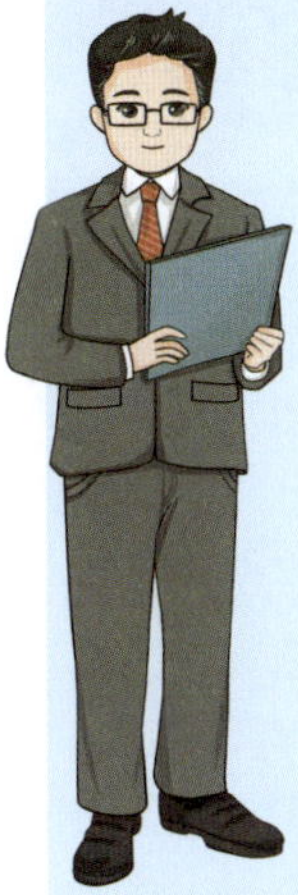

2. 长期不健康的生活方式，如吸烟、不健康的饮食和缺乏运动与年龄增长共同作用，也会加速血管的老化和损伤。

3. 随着年龄增长及激素水平的变化，女性在更年期后周围血管疾病发病率迅速增加。在 40~50 岁的无症状人群中，动脉粥样硬化存在的比例约为 40%。因此，普通人 40 岁以后就要开始进行周围血管疾病风险评估，早期识别及干预周围血管疾病，将周围血管疾病的防治关口前移，预防疾病的进展。

如何评估 40 岁以上人群周围血管疾病的发生风险

1. 评估是否有吸烟、肥胖、高血压、糖尿病、高血脂等危险因素，以及是否有周围血管疾病的家族史。

2. 评估是否有肢体疼痛、麻木、畏寒、皮肤颜色改变、足背动脉波动变弱等周围血管疾病的症状。

3. 评估血糖、血脂、尿酸、同型半胱氨酸、凝血功能等指标是否升高。

4. 通过踝肱指数检测、脉搏波传播速度检测、彩色多普勒超声检查、CT 血管成像（CTA）、磁共振血管成像（MRA）、数字减影血管造影（DSA）及 6 分钟步行试验等技术评估外周血管狭窄、闭塞、动脉瘤等情况。

健康加油站

通过以上方法可评估周围血管疾病的发生风险，并制订相应的治疗和管理方案。建议定期体检，保持良好的生活习惯，如戒烟、控制体重、增加运动等，以降低周围血管疾病的发生风险。

（王建刚　刘　蕾）

19. 为什么说血管也有"年龄"

血管健康是人类健康的基石，"血管年龄"实际上是指人体动脉血管，尤其是大动脉血管的功能状态和健康程度，它反映了血管的弹性以及是否存在病变等。通过健康的生活方式来保持血管的"年轻状态"，是保持健康长寿的秘诀。

专家说

影响血管年龄的因素

遗传是影响血管年龄的重要因素之一。不良的生活方式，如长期吸烟、饮酒、缺乏运动、高盐、高脂、高糖的饮食习惯等，会加速血管的老化过程，使血管年龄高于实际年龄。此外，长期接触有害物质或处于

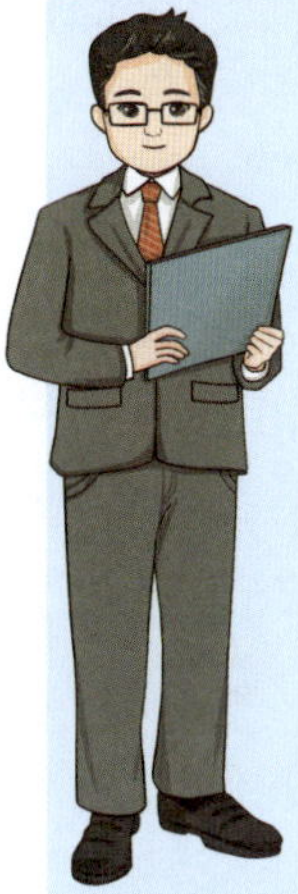

高压工作环境也会加速血管的老化。

如何保持“年轻”的血管

1. 合理饮食　营养均衡，守护血管健康。

（1）多吃富含抗氧化剂的食物：抗氧化剂能够中和体内的自由基，减少其对血管壁的损伤。富含抗氧化剂的食物包括新鲜蔬菜和水果（如蓝莓、草莓、菠菜等），坚果（如核桃、杏仁等）和全谷物等。

（2）适量摄入优质脂肪：单不饱和脂肪酸和多不饱和脂肪酸（如橄榄油、鱼油中的 ω-3 脂肪酸）对心血管健康有益。适量摄入这些食物有助于降低血脂水平，减少血管斑块的形成。

（3）限制盐和糖的摄入：高盐饮食会增加血压升高的风险，而高糖饮食则可能导致胰岛素抵抗和肥胖等问题，应该尽量减少加工食品和高糖饮料的摄入。

2. 规律运动　促进血液循环，增强血管弹性。

（1）有氧运动：如快走、慢跑、游泳、骑自行车等有氧运动能够加速血液循环，提高心脏泵血功能，从而增强血管弹性。建议每周至少累计 150 分钟的中等强度有氧运动或 75 分钟的高强度有氧运动。

（2）力量训练：力量训练有助于增强肌肉力量和改善身体成分比例（减少脂肪、增加肌肉），建议每周进行 2 或 3 次全身性的力量训练练习。

（3）**避免久坐**：久坐会导致血液循环减慢和下肢静脉回流不畅等问题，增加血栓形成的风险。

3. 规律作息 保持规律的作息时间有助于调节生物钟和内分泌系统的平衡状态，建议每晚保持 7~9 小时的睡眠时间，并尽量在固定的时间入睡和起床。

4. 放松心情 长期处于紧张、焦虑或抑郁等负面情绪状态下会导致体内应激激素水平的升高并损害心血管系统的健康。可以通过冥想、瑜伽、听音乐或阅读等方式来缓解压力和放松心情。

5. 定期体检 及时发现并干预血管问题。

（王建刚 刘 蕾）

20. 为什么有些动脉斑块需要药物治疗

动脉斑块像是动脉血管里的水垢，是心血管系统中的血管壁发生的病理性沉积和堆积的物质。这些物质在血管壁内沉积，形成黄色软斑块和白色硬斑块。白色硬斑块被称为“稳定斑块”，而黄色软斑块就像溏心蛋，被称为“不稳定斑块”，也叫“易损斑块”，它一旦破裂形成血栓，会导致急性心肌梗死或脑梗死，瞬间夺走生命。所以，发现血管斑块后要进行斑块分级和分层。存在易损斑块时一定要遵医嘱及时治疗，避免急性心血管事件发生。

专家说

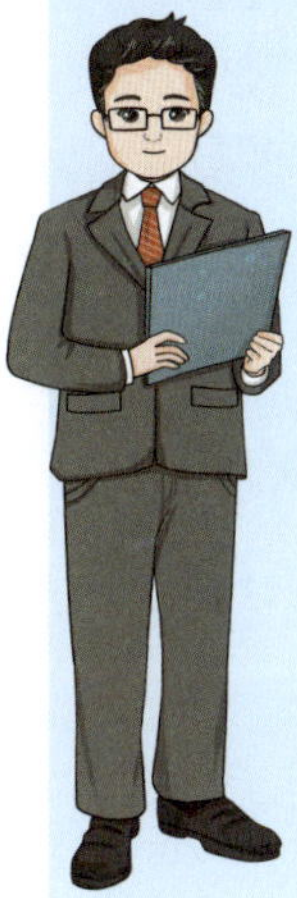

易损斑块的药物治疗

1. 稳定斑块 他汀类药物是动脉斑块药物治疗的重要组成部分。这类药物能够降低胆固醇的合成，从而稳定斑块，防止其继续进展和破溃。通过减少脂质在血管壁的沉积，他汀类药物还可以延缓动脉硬化的进程。

2. 抗血小板聚集 阿司匹林等抗血小板聚集药物在动脉斑块的治疗中也发挥着重要作用。这些药物能够抑制血小板的聚集和激活，从而预防血栓形成。当斑块破溃时，血小板容易聚集形成血栓，堵塞血管。因此，抗血小板药物的使用可以有效降低这一风险。

3. 控制危险因素 除了直接针对斑块的治疗外，药物治疗还包括对高血压、高血脂、高血糖等危险因素的控制。通过合理使用降压药物、降脂药物和降糖药物，可以显著降低动脉斑块的形成和发展速度。

健康加油站

多项研究发现，血管斑块可通过药物治疗缩小或消失。这一成果预示着逆转斑块成为现实，开启了以逆转斑块进展为主的动脉粥样硬化防治新目标。

是否使用药物就能高枕无忧呢？并不是这样的。在使用药物的基础上，还应该严格控制危险因素，包括高血压、糖尿病和高脂血症等。此外，容易被忽视的肥胖、炎症标志物的升高、不健康饮食和精神压力大等多种因素，也应该通过生活方式干预进行严格管理，只有这样才可能实现斑块的逆转。

（王建刚　刘　蕾）

四

心脑血管疾病风险管理秘籍

21. 为什么**环境污染**是心脑血管健康的“隐形杀手”

关键词 环境污染 PM2.5 微塑料

环境污染被称为心脑血管健康的“隐形杀手”，它像是一位戴着面具的舞者，在无声无息中编织着一张致命的网。

专家说

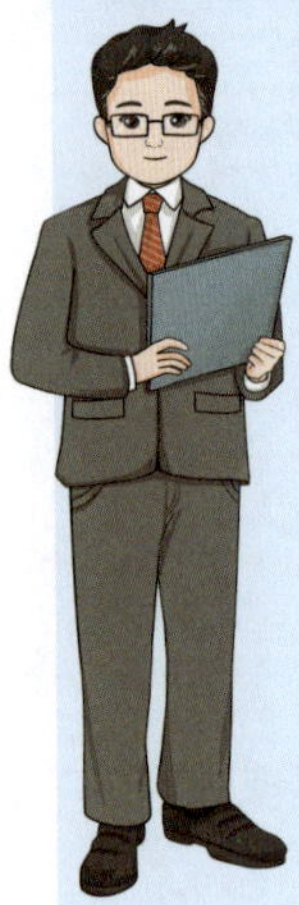

环境污染通过空气、水、土壤和噪声等多种途径，潜移默化地损害心脑血管健康

空气中的颗粒物和有害气体像隐形毒素，尤其是细颗粒物（PM2.5）可升高血压水平。PM2.5 也能进入血液循环，引发炎症反应和氧化应激，导致动脉粥样硬化和血栓形成。这就像水管里长期积存杂质，会逐渐堵塞，影响水流。此外，空气污染还可能通过影响血压和血脂水平，进一步加剧心脑血管疾病的发生。

水污染是影响心脑血管的“慢性毒药”，当水源受到污染，有害物质如重金属和化学物质会通过饮用水等途径进入人体。这些有害物质会在人体内累积，损害心脏和血管功能。例如，汞能损害血管内壁的平滑肌细胞，导致血管功能异常。

土壤污染也不容忽视。工业和农业活动中的化学物质会积累在土壤中，并通过农作物、水源或直接接触等途径进入人体。一些土壤污染物与高血压和心血管疾病的发病风险相关。例如，铅暴露可以导致高血压、心脏病和脑卒中。这就像在人体周围埋下了“隐形地雷”，不知何时就会触发健康危机。

长期暴露在噪声环境中，会引起激素变化和自主神经失调，进而影响心血管系统的功能。这就像人体内的无声杀手，在不知不觉中侵蚀着心脑血管的健康。

健康加油站

目前，在心脑血管疾病的预防中可能更关注个人行为和代谢风险因素。如果将控制环境污染纳入心脑血管疾病预防，可以挽救数百万人的生命。例如，减少有害职业接触；避免使用燃气灶、壁炉、熏香和其他家庭空气污染源；佩戴防护口罩；使用家用空气滤清器和空调；在空气质量差时尽量减少剧烈的户外运动；饮用清洁的水，选择无污染的食物；避免前往污染严重的地区等。同时，政府和社会各界也应加强环境保护，共同营造一个清洁、健康的生活环境。

（王建刚　刘　蕾）

22. 如何通过**控制血糖**预防**心脑血管疾病**

在我们身体里，血糖就像是一位需要细心呵护的甜蜜使者。它为我们提供能量，维持生命的活动，一旦这位使者变得过于热情，超出了应有的界限，就可能引发一系列的健康危机，尤其在心脑血管方面。

健康术语

血糖

血糖是指血液中葡萄糖的含量，可用于筛查、诊断及监测糖尿病、低血糖症等多种糖代谢异常相关疾病，可反映机体对葡萄糖的吸收和代谢是否正常。

专家说

如何巧妙地管控血糖，筑起一道坚实的防线，保护我们的心脑血管呢？

我们的身体像是一座城堡，而血糖就是城堡中的燃料。城堡需要适量的燃料来维持运转，但燃料过多可能引发火灾。因此，我们需要精心调配燃料的供应，也就是控制好每天的食物摄入。选择低盐、低脂等清淡的饮食，就像是给城堡选择了最优质的燃料，既保证了能量的供应，又避免了火灾的风险。

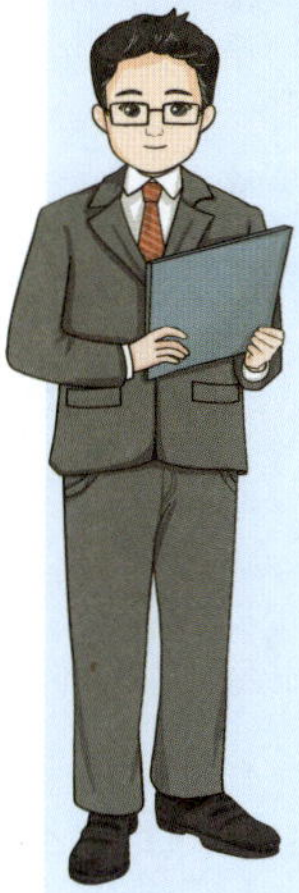

另外，城堡中的燃料需要不断消耗，才能保持平衡。这就需要我们动起来，运动就像是城堡中的消防员，能够及时消耗多余的燃料，防止火势蔓延。每周至少进行 150 分钟的运动，就像是为城堡配备了一支训练有素的消防队，随时准备应对突发的火情。

然而，有时候仅仅依靠饮食和运动还不足以完全控制血糖。这时，我们就需要借助药物这位外来的守护者。在医生的指导下，合理使用降糖药物，就像是给城堡安装了一套先进的灭火系统，能够在关键时刻迅速降低火势，保护城堡的安全。

但请记住，药物并非万能，需要与生活方式相结合，才能发挥最大的效果。定期监测血糖，就像是给城堡进行定期的安全检查，能够及时发现并处理潜在的火源。只有当我们真正了解了这位甜蜜使者的脾气，才能与它和谐共处，共同守护心脑血管的健康。

（王建刚　刘　蕾）

23. 为什么调节情绪也是预防心脑血管疾病的一种方法

关键词

情绪调节 心理健康

随着现代生活节奏的加快，人们要面对很大的工作压力、家庭琐事以及社交挑战，情绪问题日益成为影响身体健康的重要因素。尤其对于心脑血管疾病患者或高风险人群来说，情绪调节不仅能够帮助保持心理健康，还在一定程度上成为预防心脑血管疾病的重要方法。

健康术语

情绪

情绪是个体在特定情境下产生的心理和生理反应，通常伴随情感体验、行为表现和生理变化。情绪的波动不仅影响心理健康，也对身体健康产生重要作用，长期负性情绪可能增加心脑血管疾病等慢性疾病的风险，因此情绪调节对于维持健康至关重要。

专家说

情绪与心脑血管健康的关系

科学研究表明，长期的负面情绪，如压力、焦虑和抑郁，可能增加患心脑血管疾病的风险。根据美国

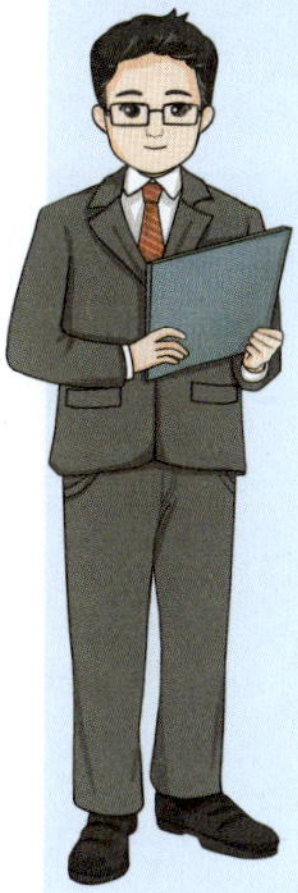

心脏协会的数据，长期的压力可导致高血压、动脉硬化等心血管问题。想象一下，你的心脏和大脑正在进行一场对话。每当感到压力时，心脏会加快跳动，血压升高，而大脑则会释放应激激素，进一步加重心脏负担。通过有效的情绪调节，可以与心脏和大脑建立和谐的关系，让它们在平静中共舞，保持身体健康。

如何通过情绪调节预防心脑血管疾病

1. 学会压力管理 通过时间管理合理安排工作与休息，设定优先级，避免过度劳累。同时，寻求社交支持，与家人朋友分享压力，减轻心理负担。

2. 练习放松技巧 定期进行冥想和瑜伽，可以显著降低血压和心率，缓解紧张情绪。深呼吸练习有助于放松神经系统，渐进性肌肉放松则能缓解全身紧张，促进身心健康。

3. 保持积极的社交关系 良好的社交网络有助于心理健康，降低患心脑血管疾病的风险。定期与亲友交流，参与社区活动或兴趣小组，扩大社交圈，增进感情。

4. 培养健康生活习惯 结合情绪调节，保持均衡饮食、规律运动和充足睡眠，有助于心血管健康。每周至少进行 150 分钟的中等强度运动，促进血液循环，增强心脏功能。

（王建刚　刘　蕾）

关键词

炎症反应 免疫系统

24. 如何通过管理**体内炎症反应**来降低**心脑血管疾病**的发生风险

炎症反应与心脑血管疾病的发生密切相关。炎症不仅是身体的免疫反应，还是慢性疾病发生、发展的一大诱因。有效管理体内的炎症反应，已成为预防心脑血管疾病的重要方法之一。

健康术语

炎症

炎症是机体对外界刺激或内部损伤的防御性反应，目的是清除有害因素并促进组织修复。通常表现为红、肿、热、痛等症状，伴随免疫系统的激活，释放炎症介质（如细胞因子、白细胞等）。炎症反应分为急性和慢性，急性炎症通常为短期反应，而慢性炎症则可能持续存在并引发各种疾病，如心脑血管疾病、糖尿病等。慢性炎症被认为是许多慢性病的重要病理基础。

专家说

炎症与心脑血管疾病的关系

炎症反应是人体对外界或内部损伤的自然反应，通过免疫系统的调节帮助清除病原体、修复受损组织。

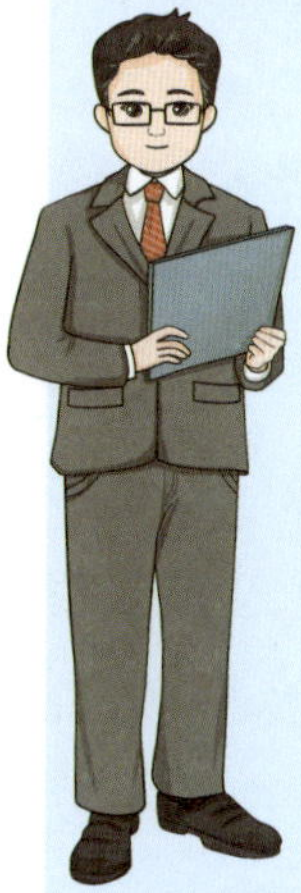

慢性炎症是动脉粥样硬化、冠心病、脑卒中等心脑血管疾病的重要促发因素。炎症反应通过多种机制促进心脑血管疾病的发生，如损伤血管内皮、促进血栓形成和加速脂质积聚，助推动脉硬化的发展，显著增加心脑血管事件的风险。

管理体内炎症反应的科学方法

1. 保持均衡饮食，减少炎症源 高糖、高脂肪和加工食品会加剧体内炎症反应。推荐地中海饮食，增加蔬菜、水果、全谷物、坚果和深海鱼类摄入，这些食物富含抗氧化剂和ω-3 脂肪酸，能有效降低炎症水平，预防心脑血管疾病。

2. 适度运动，增强抗炎能力 规律的有氧运动，如快走、游泳和骑行，每周至少 150 分钟，能减轻脂肪堆积，提升免疫功能，促进抗炎因子分泌，从而降低体内炎症，改善心血管健康。

3. 管理体重，预防肥胖引发的炎症 肥胖，特别是腹部脂肪会分泌促炎细胞因子，增加全身性炎症。通过合理饮食和规律运动保持健康体重，可显著降低慢性炎症，减少心脑血管疾病的发生风险。

4. 缓解压力，防止炎症激活 如身体长期处于压力状态下可分泌某些激素加剧炎症激活。采用冥想、深呼吸、瑜伽和听音乐等放松方法，结合每晚 7~9 小时的优质睡眠，有助于减轻压力，降低体内炎症水平。

（王建刚　刘　蕾）

关键词：久坐　日常活动量　运动干预

25. 如何才能改变久坐对心脑血管健康的危害

随着科技的进步和生活方式的改变，久坐已经成为现代人普遍面临的健康问题。尤其是在办公环境中，长时间保持静态姿势对心脑血管健康带来了显著危害。久坐不仅增加了肥胖、糖尿病和高血压的发生风险，还直接影响心脑血管系统，增加心脏病、脑卒中等疾病的发生概率。

健康术语

日常活动量

日常活动量是指个体在日常生活中进行的各种身体活动的总和，包括步行、家务劳动、工作中的体力活动、上下楼梯、购物、通勤等。它是衡量个体日常身体活动水平的一个重要指标。

专家说

久坐对心脑血管健康的危害

久坐会对心脑血管系统造成多方面的损害。首先，久坐会导致血液循环不畅，尤其是下肢，容易引起血液淤积和血栓形成，增加深静脉血栓的发生风险。静坐时，肌肉活动减少，血液循环不畅，可能导致血脂升高和血糖波动，从而促进动脉硬化，增加心脑血管

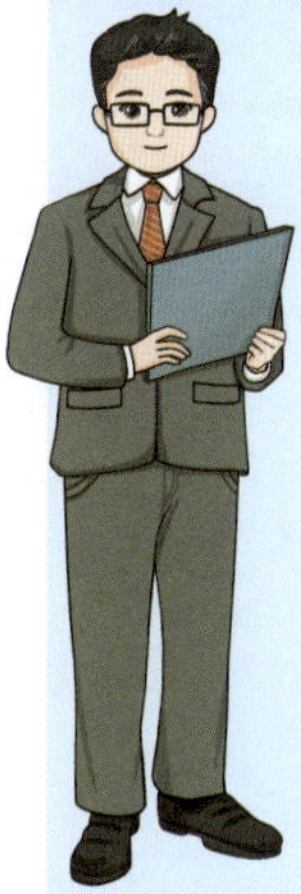

事件的发生风险。其次，久坐与肥胖密切相关。长时间坐着缺乏运动，使能量消耗减少，脂肪堆积，尤其是腹部脂肪的积累，进一步加重了心血管的负担。此外，久坐对血压也有显著影响。研究发现，长时间坐着会导致交感神经活动增强，促使血管收缩，血压升高，长期下来可能导致高血压的发生。

如何改变久坐对心脑血管健康的危害

1．增加日常活动量，减少久坐时间　久坐是导致心脑血管健康问题的根源之一，因此最直接的解决办法就是减少久坐时间。每小时至少进行 3~5 分钟的活动，可以通过站立、走动、伸展等简单的动作打破久坐状态。

2．进行规律的有氧运动　有氧运动是改善心脑血管健康、降低久坐危害的重要手段。每周至少 150 分钟的中等强度有氧运动，如快走、跑步、骑行、游泳等，能够有效改善血液循环、降低血脂、减少腹部脂肪积累，并且有助于控制血糖和血压。

3．合理调整坐姿，增加站立时间　除了增加活动量外，合理的坐姿也能帮助减轻久坐对心脑血管的负担。可以使用符合人体工学的椅子，避免腰部和脊柱的压迫。每 30~45 分钟应站立一次，伸展下肢，活动关节，这样可以帮助血液流动，减轻静脉压力。

（王建刚　刘　蕾）

26. 如何通过管理血压来降低**心脑血管疾病**的发生风险

关键词 高血压前期 一级预防

高血压是导致我国居民心血管病发病和死亡的首要危险因素，约 50% 的心血管疾病发病和 20% 的心血管疾病死亡归因于高血压。尤其是中青年高血压人群的早期防治，对降低心血管病的长期风险至关重要。

专家说

控制血压是心血管疾病一级预防的重要举措，需要改善生活方式和药物治疗双管齐下。

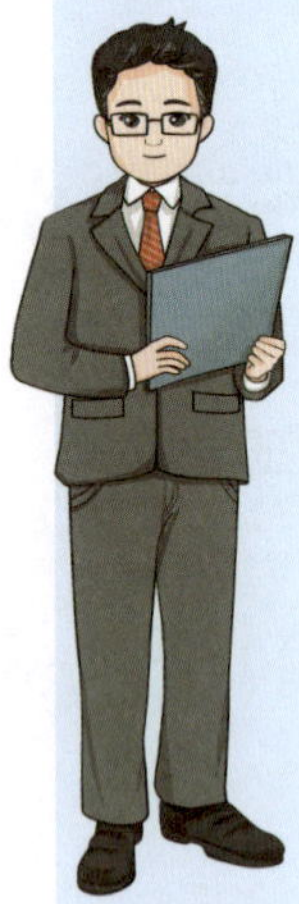

生活方式干预

健康的生活方式是预防心血管疾病、控制心血管疾病危险因素的上游措施，是心血管病预防的基石。根据《中国高血压防治指南（2024 年版）》建议生活方式干预有以下五个方面。

1. 限盐增钾 所有高血压患者均应采取各种措施限制钠盐摄入量；建议钠的摄入量首先减少 30%，并进一步降至每天 2g（氯化钠每天 5g）；肾功能良好者推荐选择低钠富钾的替代盐；减少烹调用盐及含钠高的调味品（包括味精、酱油），利用其他调料（辣椒、大蒜、醋、胡椒）增添味道；避免或减少食用含钠盐量较高的加工食品，如咸菜、火腿、各类炒货和腌制品；建议在烹调时尽可能使用定量盐勺，以起到警示的作用；建议增加富钾食物（新鲜蔬菜、水果和豆类）的摄入量；不建议服用钾补充剂（包括药物）来降低血压。

2. 合理膳食 推荐的饮食方式有防控高血压饮食（又称“得舒饮食”）、中国心脏健康饮食和辣膳食。

3. 控制体重 正常高值血压者以及所有高血压患者均应积极控制体重，正常体重者将体重维持在正常范围。

4. 戒烟限酒 吸烟和过量饮酒都会增加高血压的发生风险，戒烟和限制酒精摄入对控制血压至关重要。

5. 运动干预 具体运动干预的方式包括：①有氧运动，中等强度有氧运动降压效果最好；②抗阻运动，降压效果可能与有氧运动相当，甚至更大；③冥想与呼吸训练，可以使心理应激、颈源性心血管疾病、姿势与体态不良导致的各种高血压得以缓解甚至解除；④柔韧性训练与拉伸训练，关节活动度和肌肉力量的综合性训练，是消除疲劳、提高日常活动能力、延缓衰老的运动治疗方式，简单安全。但是，对于血压没有得到有效控制者（收缩压 >160mmHg）不推荐进行高强度运动。

降压药物治疗

对于生活方式干预无效或血压较高的患者，需要进行药物治疗。根据患者的具体情况和合并症，在医生的指导下选择适合的药物。

监测与随访

建议患者定期进行自我监测血压，并与医生沟通，调整治疗方案。高血压需要长期管理，应定期联系随访医生以评估治疗效果和调整治疗方案。

（王建刚　刘　蕾）

27. 如何通过管理体重来降低心脑血管疾病的发生风险

体重管理是预防和控制心血管疾病的重要措施之一。随着我国成人超重及肥胖比例的上升，体重管理的重要性日益凸显。研究表明，通过限制热量摄入、增加身体活动等方式减轻并维持体重，有助于降低心血管疾病风险，甚至可减少居民死亡。体重管理不仅涉及个人的饮食习惯和生活方式，还需要社会和医疗体系的支持。

专家说

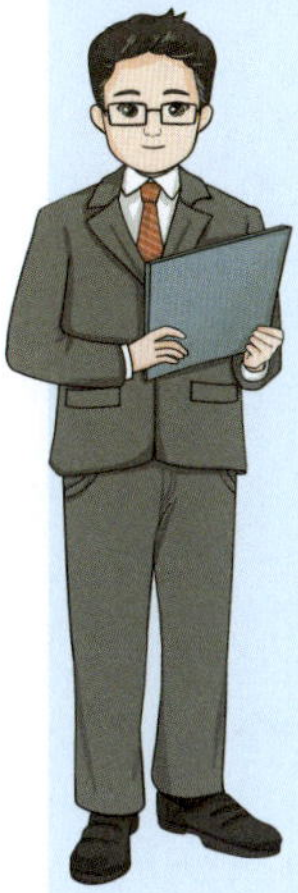

体重管理应结合个人的生活习惯和社会环境进行综合生活方式干预。

首先，自我监测体重。定期监测体重变化是预防肥胖的重要措施之一，成年后总的体重增长最好控制在 5kg 以内，对已有超重 / 肥胖的个体应控制体重增长或降低体重：①体重指数维持在 18.5~23.9kg/m^2；男性腰围 <90cm、女性腰围 <85cm。②将减重 5%~15% 及以上作为体重管理的目标，一年内体重减少初始体重的 5%~10%。

其次，合理膳食是体重管理的关键。以食物摄入多样化和平衡膳食为核心，在控制总能量摄入的前提下设计平衡膳食。对已有超重或肥胖的个体，在膳食平衡的基础上，每天减少 500kcal 的热量摄入，或每日总热量摄入减少 1/3，控制高能量食物（高脂肪食物、含糖饮料和酒类等）的摄入，适当控制碳水化合物的摄入。

最后，还应该增加身体活动和运动行为干预。

（王建刚　刘　蕾）

健康体检系列

关键词

动脉粥样硬化　泛血管疾病

28. 为什么心脑血管疾病要一起管理

心脑血管疾病是全球范围内导致死亡和残疾的主要原因之一，被称为人类“第一大杀手”。这类疾病主要包括高血压病、冠心病、脑卒中，它们虽然表现为不同的临床症状，分属于不同的科室诊治，但都具有共同的病理基础和相同的危险因素，也被称为“泛血管疾病”。因此，从疾病的发生、发展及特征着手，将心脑血管疾病作为一个整体，进行泛血管疾病综合危险因素和多血管病变评估和危险分层，为患者提供更为全面的综合治疗。

健康术语

动脉粥样硬化

动脉粥样硬化是指动脉内膜有脂质沉积、平滑肌细胞增生和胶原纤维增多，形成粥糜样含脂坏死病灶和血管壁硬化。动脉粥样硬化的形成过程缓慢且复杂，主要涉及血管内壁的损伤、脂质沉积及血栓形成等多个阶段。

专家说

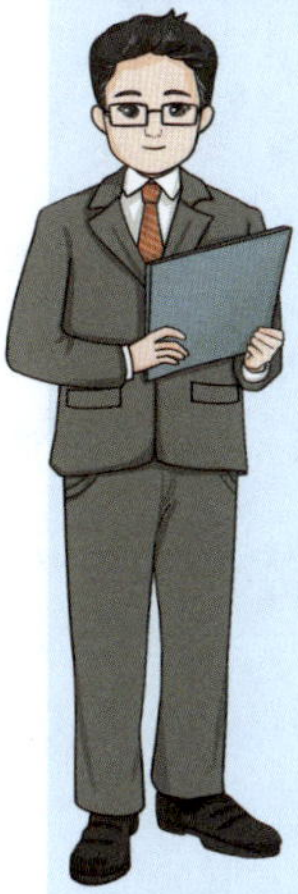

心脑血管疾病管理应从以下几个方面入手。

1. 生活方式干预 健康的生活方式是预防和控制心脑血管疾病的基础，包括均衡饮食、适量运动、戒烟限酒、保持健康体重和良好的心理状态。

2. 药物治疗 对于已经存在心脑血管疾病风险的个体，药物治疗是必要的。这包括针对危险因素的药物治疗，如使用他汀类药物降低胆固醇水平、抗高血压药物控制血压以及抗血小板药物预防血栓形成。如何服药应根据心脑血管疾病专科医生的意见进行选择，切不可随意乱服药。

3. 定期筛查和监测 通过血管健康筛查，如颈动脉超声、冠状动脉 CT 血管造影等，可以早期发现动脉粥样硬化斑块，评估心脑血管疾病的发生风险，并及时调整治疗方案。

综上所述，心脑血管疾病的一起管理是基于对动脉粥样硬化这一共同病理机制的认识。通过综合管理策略，包括生活方式调整、药物治疗和定期筛查，可以有效降低心脑血管事件的发生风险，提高患者的生活质量。这种管理方式不仅有助于个体健康，也为公共卫生资源的合理分配提供了科学依据。

（王建刚　刘　蕾）

第三章

结节与肿瘤风险

一

常见结节的肿瘤风险评估

1. 为什么有些**肺结节**建议**短期复查**

关键词

肺结节 短期复查

中国疾病控制中心研究数据显示，我国 30 岁以上人群中，肺结节发病率高达 55.9%，几乎每 2 个人中就有 1 个为肺结节患者。目前，已确诊高危病例就达 1.5 亿，且每年新发现或者新诊出肺结节达到 1 000 万 ~2 000 万。

专家说

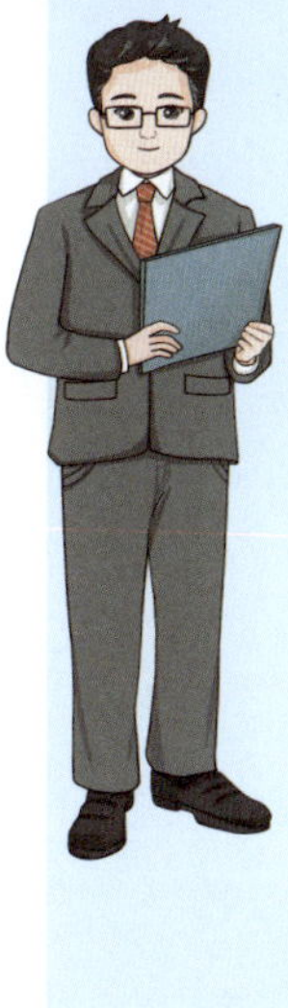

形成肺结节的原因有很多，包括良性病变（如炎症、肺结核、错构瘤）或恶性病变（如肺癌）。结节的大小、形态、边缘特征、密度、位置、生长速度等因素和恶性风险相关。对于具有潜在恶性特征的结节，比如边缘不规则或有钙化的结节，通过短期复查来密切观察结节的动态变化，特别是体积、形态、边缘和密度的改变。若结节在数月内明显增大或出现其他可疑特征，提示恶性风险较高，需要进一步检查和处理，如穿刺活检或手术切除。反之，如果结节在随访中没有变化甚至缩小，则恶性风险较低，可以延长随访间隔。短期复查有助于避免过度治疗，如不必要的手术，同时及时发现早期、潜在的恶性病变。

总之，短期复查通过动态观察结节的变化趋势，有助于区分良性和恶性病变，并为下一步的诊治提供依据。

健康术语

肺结节

肺结节是指在肺部影像学检查（如胸部X线或CT扫描）中发现的局限性、密度增高的异常病灶。肺结节的直径 <3cm，直径 >3cm 的病变则称为肺肿块。

健康加油站

肺结节的预防方法首先是戒烟，且要避免接触二手烟。吸烟是导致肺结节形成的主要原因之一。此外，建议在雾霾天气外出时戴好防护口罩，避免与粉尘等有害物质接触。积极参加体育锻炼，有助于增强肺部功能，提高免疫力。

（童钰铃　宋震亚）

2. 为什么不能通过盲目吃**抗炎药**来治疗**肺结节**

关键词

肺结节 抗炎药

在日常生活中，当我们遇到咳嗽、感冒等“小毛病”时，很多人习惯自行购买一些抗炎药来缓解症状。然而，面对肺结节这一问题，盲目服用抗炎药并不是一个明智的选择。

健康术语

抗炎药

抗炎药是指用于减轻炎症反应的药物，包括非甾体类抗炎药（如布洛芬）和抗感染类药物（如抗生素）。

专家说

肺结节是指肺部组织中直径 <3cm 的圆形或类圆形阴影，它们可以由多种原因引起，包括良性病变（如炎症、感染、肉芽肿）和恶性病变（如肺癌）。这意味着，不是所有的肺结节都是由细菌感染引起的，因此，不是所有的肺结节都能通过使用抗炎药来治疗。

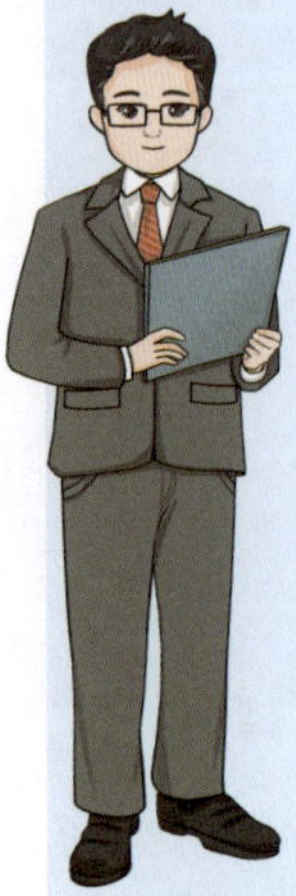

即便肺结节是炎症导致的，其背后的病原体也可能多种多样，包括细菌、病毒、真菌等。不同的病原体需要不同的治疗方法。例如，细菌性肺炎需要使用针对该细菌的特定抗生素，而病毒性肺炎往往不需要抗生素治疗。随意使用抗炎药可能会造成药物滥用，不仅无效，还可能带来副作用和耐药性问题，导致抗药性菌株的产生，影响未来的治疗。

此外，盲目服用抗炎药可能会掩盖肺结节的真实病因，延误病情的诊断和治疗。例如，如果肺结节实际上是肺癌的早期表现，却被误以为是炎症性疾病，患者可能会错过早期治疗的最佳时机，导致病情进展。

健康加油站

面对肺结节，正确的做法是咨询医生，进行专业的诊断和评估。医生会根据患者的具体情况，包括症状、体征、影像学表现等多方面信息，必要时进行病理活检来明确肺结节的性质。如果确实是由于感染所致的肺结节，医生会根据病原体的类型和药物的敏感情况，选择合适的抗生素。

（童钰铃　宋震亚）

3. 为什么**肺结节**的**治疗方法**因人而异

关键词：肺结节 个性化治疗

肺结节的检出率越来越高，许多人在拿到体检报告时，看到“肺结节”三个字，往往会陷入焦虑和迷茫——该如何治疗？手术还是保守观察？其实，肺结节的治疗方法并非“一刀切”，而是因人而异。这是因为每位患者的结节情况、身体状况以及生活方式都有所不同，治疗方案需要综合多方面因素来制订。

专家说

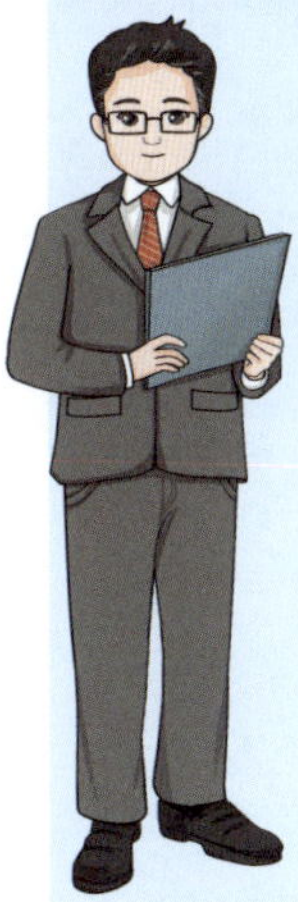

首先，不同的肺结节有不同的病理性质，包括炎症、良性肿瘤和肺癌。对于炎症性结节，可以考虑抗感染治疗；良性肿瘤一般采取随访观察，而不急于手术；而对于恶性风险较高的结节，医生可能会建议进行手术切除、放射治疗（简称“放疗”）或化学治疗（简称“化疗”）。其次，结节的大小和生长速度也是决定治疗的重要因素。较大或生长较快的结节提示恶性可能性较高，通常需要积极处理。而对于高龄、合并多种慢性疾病或不能耐受手术的患者，则需要根据身体状况权衡治疗风险和收益。此外，患者的生活方式和对治疗的接受程度也会影响治疗方案的选择。因此，肺结节的处理需要医生根据个体情况进行个性化评估，以制订合适的治疗策略。

健康体检系列

健康加油站

除了慢跑、快走、游泳等有氧运动外，还可以开展肺功能训练，从而促进肺通气的改善，加强呼吸肌力量，提高肺功能。

1. 深呼吸 通过深呼吸可以锻炼呼吸肌，提高肺活量。具体方法包括深深地吸气，然后慢慢吐气，每次训练 10 分钟左右，每天可进行多次。

2. 腹式呼吸 腹式呼吸是一种深度呼吸方式，通过膈肌的升降来带动肺部进行呼吸。吸气时，腹部向外扩张；呼气时，腹部向内收缩。这种方法能够更有效地锻炼呼吸肌，提高肺功能。

3. 缩唇呼吸 在正前方 15~30cm 的位置悬挂一张白纸，先合上口唇，用鼻深而慢地吸气，再用口以吹口哨的动作缓缓呼气 4~6 秒，可将面前的白纸轻轻吹出一定距离，在训练时，需要注意“鼻吸口呼”，保持吸气、呼气的时间比为 1：2，从而锻炼肺功能。

（童钰铃　李　力）

4. 为什么会患
甲状腺结节

关键词：甲状腺结节　碘摄入

根据世界卫生组织的统计数据，目前我国甲状腺疾病患病人数已突破 2 亿大关，作为高发人群，18~60 岁的人中，平均每 7 个人就有 2~3 个人患有甲状腺疾病，其中最常见的是甲状腺结节。

专家说

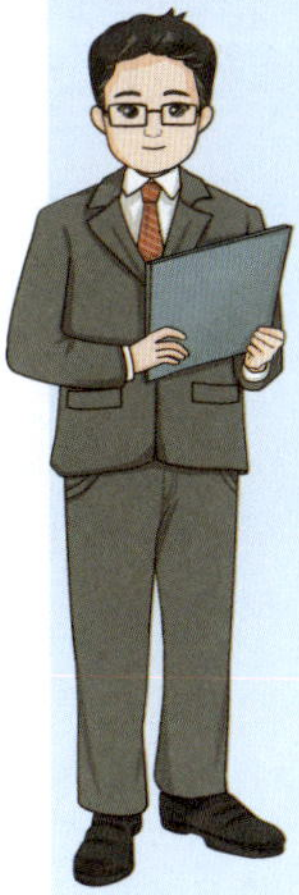

碘是甲状腺激素合成所必需的微量元素，碘摄入过量或不足都可能影响甲状腺功能，进而增加结节的发生风险。在过去的某些地区，由于饮食中碘摄入不足，导致甲状腺功能低下，形成甲状腺肿大或结节。然而，随着现代饮食结构的改善和碘盐的普及，大多数人已经能够从日常饮食中获得足够的碘。

甲状腺结节的形成与多个因素相关，包括遗传、环境、激素变化、饮食习惯以及免疫系统异常等。适量吃海鲜并不会引发甲状腺结节。相反，某些甲状腺功能低下的人群，如生活在内陆、海产品摄入较少的人，可能会因为碘缺乏导致甲状腺问题。因此，对于甲状腺结节的预防与管理，不能仅仅依赖饮食因素，而应综合考虑多方面的健康管理。

当然，对于已经有甲状腺结节的患者，应咨询医生，适度调整饮食习惯，以避免碘摄入不平衡带来的影响。

健康加油站

碘元素是人体所需的微量元素之一，人体中的碘80%~90% 来源于食物，通过合理饮食可以帮助人体补充碘元素。含碘量高的食物有以下几种。

1. 海产品　海藻类、深海鱼类和虾贝类含有丰富的碘，如海带、紫菜、海藻、鲑鱼、金枪鱼、鳕鱼、海虾、海胆、淡菜等。

2. 奶类和蛋类　牛奶、酸奶、奶酪等奶制品含有丰富的碘，蛋黄含碘量稍高。

3. 动物内脏　动物内脏含碘量比较高，如猪肝、牛肝等。

4. 食盐　摄入含碘盐是一种常见的碘补充途径。

（童钰铃　宋震亚）

5. 为什么有些**甲状腺结节**建议做**穿刺活检**

关键词
甲状腺结节　穿刺活检

面对甲状腺结节，如何准确判断其性质是关键。穿刺活检作为一种重要的诊断手段，能够帮助医生深入细胞层面，明确结节的良恶性。

专家说

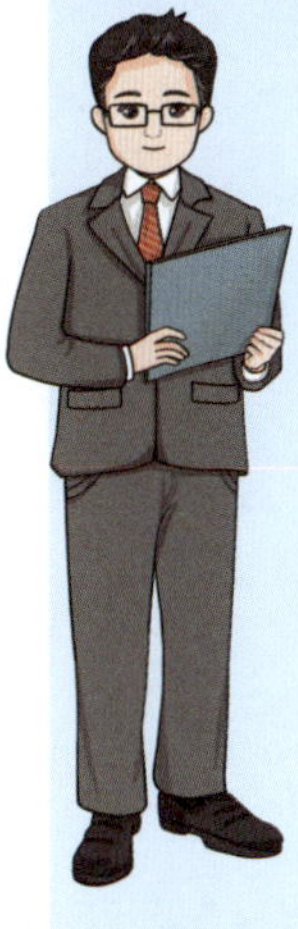

穿刺活检是一种微创性检查方法，通过一根细针从结节中获取少量细胞样本，送至病理实验室进行显微镜下的分析。通过这种检查，病理科医生可以判断细胞是否异常，从而帮助确定结节的性质。尤其是对于较大（直径 >1cm），影像学表现可疑（如边缘不规则、微钙化等）或生长迅速的结节，穿刺活检可以帮助医生做出更准确的诊断，避免延误治疗。

此外，穿刺结果还可以为手术方案的选择提供依据。穿刺活检是一项非常有价值且安全的诊断方式，能够帮助患者避免不必要的手术或过度治疗。

健康加油站

甲状腺穿刺活检前要做的准备工作

1. 开展血常规、凝血检查，核对是否有麻醉药物或其他药物过敏情况。

2. 术前 1 周沟通用药情况，需要遵医嘱调整所服用的抗血小板药或抗凝血药。

3. 饮食以清淡为主，多吃新鲜蔬菜、水果及粗粮，保持蛋白质摄入，不暴饮暴食。

4. 了解穿刺过程可能会有轻微不适，一般情况下疼痛感较轻，做好心理准备。

5. 穿刺当天穿能敞开领口的衣服，避免穿着高领衣服，去除项链等饰品，术前要休息充足，减少熬夜。

（童钰铃　李　力）

6. 为什么有些**甲状腺结节**会变成**甲状腺癌**

甲状腺癌是目前发病率增长较快的癌症之一，而甲状腺结节的癌变风险也成为许多人关注的焦点。那么，为什么有些甲状腺结节会变成甲状腺癌？我们又该如何识别和预防这种潜在危险呢？

专家说

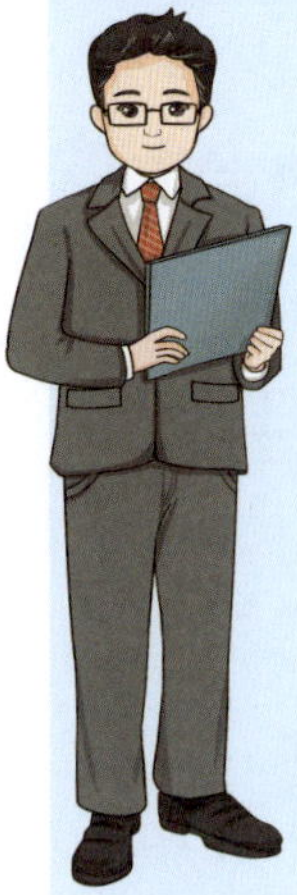

甲状腺癌变风险与多个因素有关，包括遗传、环境、辐射暴露以及结节本身的特征。遗传因素是导致甲状腺癌风险增加的重要原因，某些家族中甲状腺癌的发病率较高，尤其是乳头状甲状腺癌和髓样甲状腺癌。此外，暴露于辐射（如童年时接受过放射治疗或居住在辐射暴露地区）也会增加甲状腺癌的发生风险。

那么，甲状腺结节的哪些形态特征提示癌变风险较高呢?

较大的结节（直径 >1cm）、形态不规则、边缘不清、内部有钙化或结节伴有淋巴结肿大等，提示癌变的风险较高。良性结节变为甲状腺癌的概率较低，但并非完全没有。因此，对于具有高风险特征的结节，定期随访和积极处理是非常重要的。一旦发现结节出现癌变的形态或特征，或伴随其他不良症状，应及时采取进一步的检查（如穿刺活检）或治疗措施，有助于早期发现和治疗甲状腺癌。

健康加油站

甲状腺癌患者在饮食上的注意事项

1. 限制碘的摄入 甲状腺癌患者应减少高碘食物的摄入，如海带、紫菜和碘盐等，但要注意不是忌碘，适当的碘摄入是必要的。

2. 避免摄入刺激性食物 辣椒、胡椒、咖啡、浓茶和酒精等刺激性食物，可能会引发不适或增加甲状腺负担。

3. 注意钙和维生素 D 的补充 甲状腺手术后可能影响钙的吸收，应适当补充牛奶、乳制品和钙片等，确保骨骼健康。

（童钰铃　李　力）

关键词

乳腺结节　定期复查　肿瘤风险

7. 为什么要定期复查乳腺结节

在女性的健康体检报告中，乳腺结节是一个常见的名词，随着年龄的增长，其发病率也在逐渐上升。虽然大多数乳腺结节是良性的，如纤维腺瘤或囊性病变，但它们并非一成不变。随着时间的推移，某些良性结节可能会发生改变，甚至有恶化为癌症的风险。

健康术语

钼靶是一种用于乳腺癌筛查的 X 线影像检查方法，可以清晰显示乳腺内的病变及钙化情况。

纤维腺瘤是一种常见的乳腺良性肿瘤，通常表现为质地较硬的圆形或椭圆形结节，边缘清楚。

专家说

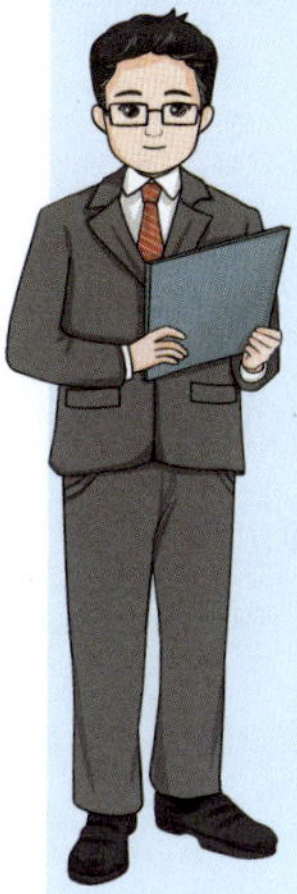

乳腺结节的大小、形态、密度和边缘特征等都可以为医生提供良恶性判断依据。良性结节通常边缘光滑、形态规则、增长缓慢；而恶性结节则可能表现为边缘不规则、生长速度较快以及内部密度不均。通过定期复查乳腺结节，医生可以及时判断其是否存在癌变的风险。医生可以根据结节的变化，合理判断是否需要干预，避免过度治疗或忽视潜在的风险。

乳腺自检对早期发现乳房异常有帮助，建议每个月固定时间进行，一般在月经结束后 1 周左右，通过“看一看、摸一摸、挤一挤”的方法进行自检。

1. 看 面对镜子双手下垂，仔细观察乳房两边是否大小对称，有无不正常突起，皮肤及乳头是否有凹陷或湿疹。

2. 摸 左手上提至头后侧，用右手检查左乳，三个手指并拢，以指腹轻压乳房，感觉是否有硬块，由乳头开始逐渐向外，做环状沿顺时针方向检查，用同样方法检查右侧乳房。

3. 挤 以大拇指和食指挤压乳头，注意有无异常分泌物。

（童钰铃　李　力）

8. 为什么乳腺结节的大小和形态很重要

关键词：乳腺结节　结节大小　结节形态

在女性的健康体检报告中，乳腺结节的出现常常令人感到不安。然而，乳腺结节并非都意味着严重问题，其大小和形态是判断良恶性的关键线索。通过观察结节的大小、形状、边缘特征等，医生能够更精准地评估结节的性质，从而为患者提供更合理的诊疗建议。

专家说

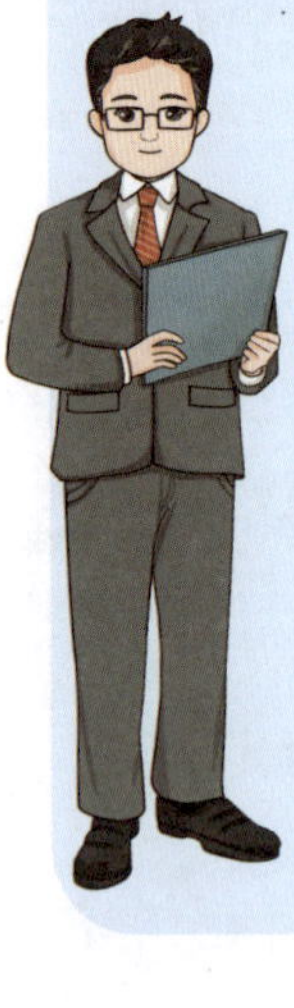

一般情况下，直径 <1cm 且形态规则（如圆形或椭圆形）、边缘光滑、边界清晰的结节多为良性，而恶性结节常表现为体积较大、形态不规则、边缘模糊、有时伴有分叶或毛刺状凸起等，这些特征提示结节可能具有侵袭性，需要进一步的检查。结节的生长速度也是重要的评估指标。如果结节在短时间内迅速增大，提示恶变风险增加，需要尽快做进一步检查，如穿刺活检，以明确诊断。此外，结节的内部结构（如有无钙化、囊性或实性成分）也为判断良恶性提供了更多诊断信息。

健康加油站

乳房的保养方法

1. 穿着合适的胸罩　选择适合自己胸型的胸罩，确保乳房得到足够的支撑和保护。特别是运动时，应选择运动型胸罩，避免乳房在运动过程中受到明显的震动和损伤。同时要避免长时间穿着过紧的胸罩、紧身衣物等，减少对乳腺组织的压迫。

2. 注意乳房卫生　保持乳房干爽，勤换内衣，防止细菌滋生。

3. 远离有害物质　避免乳房接触有害物质，如化学物品、重金属等。

4. 均衡饮食，保持心情愉悦　摄入适量的蛋白质、维生素、纤维素等，减少熬夜，避免长时间忧虑、多思。

5. 保护乳房　避免剧烈碰撞、挤压或强行按摩乳房，以防止乳房组织受到损伤。

6. 锻炼乳房周围肌肉　通过适当的锻炼，如抬臂、俯卧撑等，可以加强乳房周围的肌肉，提高乳房的紧实度和弹性。

7. 定期体检　定期进行乳房自查和乳腺相关检查，如乳腺超声、乳腺钼靶等，以了解乳房的健康状况，及早发现问题。

（童钰铃　宋震亚）

9. 为什么体检时发现前列腺结节需要进一步检查

关键词

前列腺结节　前列腺特异性抗原

前列腺是男性生殖系统的重要组成部分，而前列腺结节的出现常常让许多男性感到担忧。早期前列腺癌的治愈率相对较高，但若发展到晚期，治疗难度将大幅增加，预后也会变得较差。因此，尽早明确前列腺结节的性质，对于制订合理的治疗策略至关重要，避免延误病情。

健康术语

前列腺特异性抗原（PSA）是一种由前列腺细胞分泌的蛋白质，其水平升高可能与前列腺癌或前列腺增生有关。

专家说

前列腺结节是在体检时通过触诊或影像学检查发现的异常肿块，可能提示前列腺炎症、增生或前列腺癌。大部分结节为良性增生或炎性结节，但前列腺癌的可能性不容忽视。若体检时发现结节质地硬、形态不规则或伴有血清前列腺特异性抗原（PSA）升高时，需要进一步检查以排除前列腺癌。磁共振成像（MRI）和穿刺活检是常用的进一步评估手段，MRI 可以帮助判断结节的位置和侵袭范围，而穿刺活检则可以确定病理性质。

健康加油站

前列腺的保养方法

1. 均衡饮食，多吃新鲜水果、蔬菜 如苹果、西红柿等，它们富含微量元素锌和番茄红素，有助于前列腺健康。辛辣、刺激性食物、酒精和烟草，会刺激前列腺，增加患病风险。

2. 避免久坐 久坐可能会导致前列腺充血，增加炎症风险。在工作中，可以选择站着工作或者每隔一段时间起来走动一下。

3. 规律排尿 长时间憋尿会增加尿液在尿道内的滞留时间，增加前列腺受到的刺激和压力。

4. 注意个人卫生 保持局部卫生，避免细菌感染出现前列腺炎症，同时保持规律性生活，不要过度。

5. 定期检查 年龄超过 40 岁的男性，建议每年进行一次前列腺检查，包括前列腺指检、血液检查和 B 超等，以便及早发现问题并采取相应的治疗措施。

（童钰铃　李　力）

10. 为什么**淋巴结肿大**可能是一个严重的问题

关键词

淋巴结肿大　癌症复发

在日常生活中，很多人可能都曾无意间摸到过颈部、腋窝或腹股沟处的肿块，这些肿块往往就是肿大的淋巴结。淋巴结作为人体免疫系统的重要“哨兵”，遍布全身，时刻守护着我们的健康。然而，当淋巴结出现异常肿大时，可能是身体发出的警报，提示潜在的健康问题。

健康术语

淋巴结及淋巴系统

淋巴结是一种小而圆的免疫组织结构，位于淋巴管的分支处，是免疫系统的重要组成部分。淋巴系统是由淋巴管、淋巴结和淋巴液组成，负责体内免疫细胞的运输和病原体的清除。

专家说

淋巴结肿大常见于感染（如细菌或病毒感染），免疫系统疾病（如自身免疫性淋巴增生综合征），癌症（如淋巴瘤、白血病或其他癌症的淋巴转移），慢性感染（如结核病），某些药物反应或系统性疾病（如结节病）。

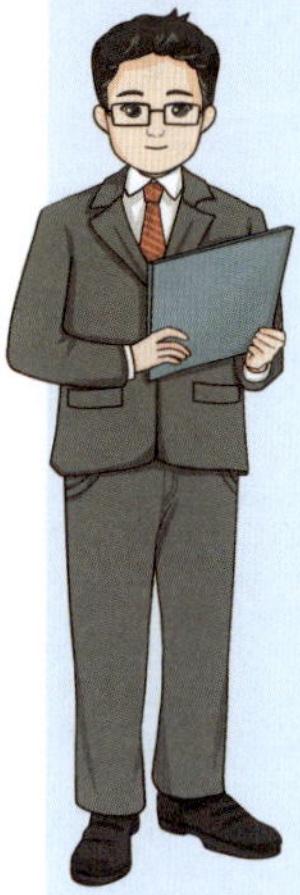

对于癌症患者来说，淋巴结肿大可能意味着癌细胞的转移或疾病复发。癌细胞可以通过淋巴系统扩散到身体其他部位，提示疾病进入中晚期。因此，淋巴结肿大的性质（质地硬及固定不动）、位置、数量，以及伴随症状（如发热、消瘦）需要引起重视。

对于非癌症患者来说，也应重视淋巴结肿大的问题，尤其是淋巴结长期肿大或伴有其他症状，如发热、体重下降、夜间盗汗或持续性疲劳，提示存在严重的潜在疾病。

因此，当出现淋巴结肿大时，应及时就医，医生可能会建议进行血液检查、影像学检查（如超声检查、CT 扫描或 PET 扫描）和淋巴结活检等检查，以确定肿大淋巴结的原因，并制订相应的治疗计划。

（童钰铃　李　力）

11. 当结节遇上**癌症家族史**为何让人忧心忡忡

在健康体检报告中，结节的出现往往会让很多人感到不安，而对于有癌症家族史的人来说，这种担忧更是被放大了数倍。癌症家族史仿佛是一个危险信号，让人们在面对结节时，脑海中瞬间浮现出癌变的可能。

关键词

癌症家族史　遗传易感性

健康术语

遗传易感性是指由于基因突变或多态性，某些个体比普通人更容易患上某些疾病的倾向。

BRCA 基因突变是与乳腺癌和卵巢癌风险增加相关的基因突变，可能影响癌症的发生和进展。

专家说

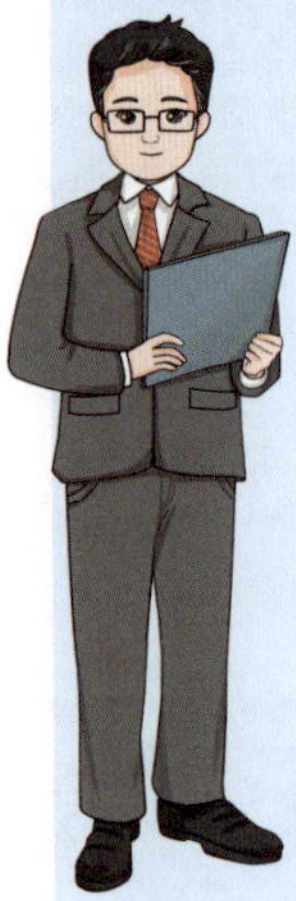

有癌症家族史的人更担心结节的原因在于遗传因素和环境因素的共同作用，这些因素可能增加个体发展成癌症的风险。

首先，有癌症家族史的人群其肿瘤的发生风险通常高于普通人群。这是因为某些癌症存在遗传易感性，家族中多个成员患癌可能提示携带的易感基因突变。例如，乳腺癌和卵巢癌中常见的 *BRCA1* 和 *BRCA2* 基因突变，甲状腺髓样癌中的 *RET* 基因突变，都是已知的癌症遗传易感基因。由于遗传因素的影响，这些患者的结节更容易发生恶变。

其次，家族成员可能有相似的生活方式和环境暴露，如饮食习惯、吸烟、饮酒、职业暴露或共同的居住环境，这些都可能增加患癌的风险。

再次，家族中有癌症患者可能会给家庭成员带来心理压力，增加家庭成员对健康问题的焦虑和关注，包括对结节等潜在癌症迹象的担忧，以寻求早期诊断和治疗。

因此，对这类高风险人群，定期检查和早期干预尤为重要。发现结节后，医生通常会根据患者的家族史、结节特征及其他风险因素，制订更为积极的随访或治疗方案。

（童钰铃　李　力）

12. 为什么多发性结节不一定比单发性结节更危险

在体检报告中看到“多发性结节”这几个字，很多人会瞬间感到焦虑和恐慌，认为结节数量越多，病情越严重，风险越高。然而，这种认知准确吗？

关键词

多发性结节　单发性结节

专家说

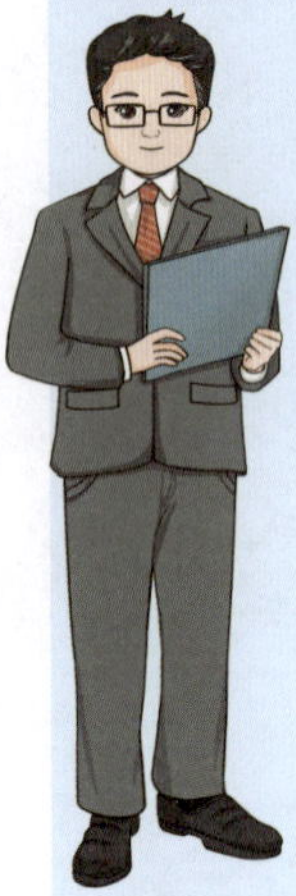

多发性结节是指在同一器官或组织中发现多个结节。许多人认为多发性结节意味着病情更严重，风险更高，但实际上，多发性结节并不一定比单发性结节更危险。

结节的大小、形态、边缘、内部结构等特征和性质是判断良恶性的关键。多发性结节往往与良性病变相关，如结节性甲状腺肿或纤维囊性乳腺病，这些疾病常表现为多个结节，但它们的恶性风险相对较低。

相反，单发性结节如果伴随某些高风险特征，如边缘不规则、钙化、快速增大等，可能提示更高的恶性风险。

需要强调的是，多发性结节通常与一些全身性疾病相关，如慢性炎症、结节病或自身免疫性疾病，这些疾病并不一定是恶性的。对这种情况，医生通常会建议定期随访，监测结节是否有变化，而不是立即采取侵入性治疗。

因此，多发性结节不一定比单发性结节更危险。结节的恶性风险取决于多个因素，单凭数量无法全面评估其危险性。通过影像学检查、细针穿刺活检等手段，医生可以更准确地评估结节的性质，从而做出最佳治疗的决策。

健康
术语

结节性增生

结节性增生是一种常见的良性病变，通常表现为多个较小的结节或肿块。

（童钰铃　李　力）

关键词

穿刺活检　结节诊断

13. 为什么结节的**穿刺活检**是诊断的关键步骤

在面对结节这一健康问题时，许多人常常陷入迷茫：结节究竟是良性还是恶性？影像学检查虽然能提供初步线索，但往往无法给出确切的答案。此时，穿刺活检便成了诊断的关键一步。它就像一把打开真相大门的金钥匙，能够帮助医生深入细胞层面，揭示结节的本质。

健康
术语

病理学检查

病理学检查是指通过显微镜观察细胞或组织的形态学改变，确定疾病的类型和性质。

专家说

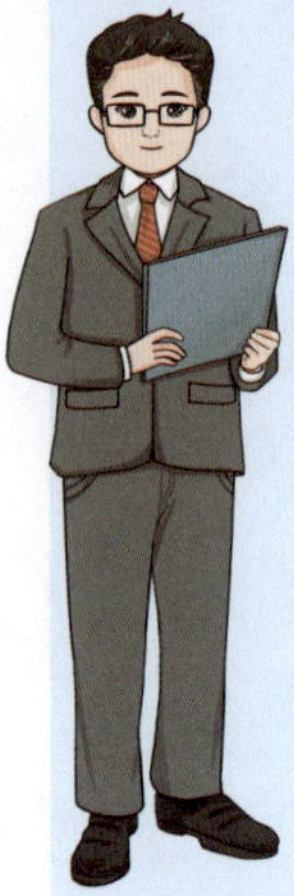

穿刺活检是一种微创性检查方法，医生通过一根细针从结节中获取少量细胞样本，并将样本送到病理实验室进行显微镜下的病理学分析。

虽然影像学检查（如超声、CT、MRI）可以提供结节的大小、形态、密度等信息，但这些影像学特征不能完全确定结节的性质。通过穿刺活检，病理医生可以直接观察细胞的形态学特征，判断其是否为癌细胞。

相比于手术切除，穿刺活检创伤小、患者痛苦少、恢复快。特别是对于那些不宜进行手术或希望避免手术的患者，穿刺活检是一种有效的诊断手段。

穿刺活检可以帮助识别不同类型的癌症或其他病变，如在肺结节的诊断中，穿刺活检不仅能确诊癌症，还能判断癌症的类型，如小细胞癌、非小细胞癌等，这对于治疗选择至关重要。

然而，虽然穿刺活检是一项关键的诊断方法，但它并不是百分百准确的。由于样本量较小，可能会出现假阴性结果，即癌细胞未被检测到。因此，医生会结合穿刺结果、影像学特征以及患者的整体健康状况，做出最终的诊断和治疗决策。

总之，结节的穿刺活检是明确诊断的核心步骤，通过它可以直接观察到病变的细胞层次，有助于区分良恶性结节，并为进一步治疗提供依据。

（童钰铃　李　力）

二

女性肿瘤风险评估

14. 有家族遗传史，会患妇科肿瘤吗

关键词

妇科肿瘤 遗传因素

看到母亲或姐妹患过乳腺癌、卵巢癌等疾病，很多女性会担心，自己是不是也会患病？医学研究证实，部分妇科肿瘤确实存在家族遗传倾向，但并不意味着必然患病。掌握关键知识，能帮助我们更好守护健康。

健康术语

乳腺癌易感基因是重要的抑癌基因，包括 *BRCA1* 和 *BRCA2*。*BRCA1/2* 基因是评估乳腺癌、卵巢癌和其他相关癌症发病风险的重要生物标志物，*BRCA* 基因检测具有重要的临床意义。

专家说

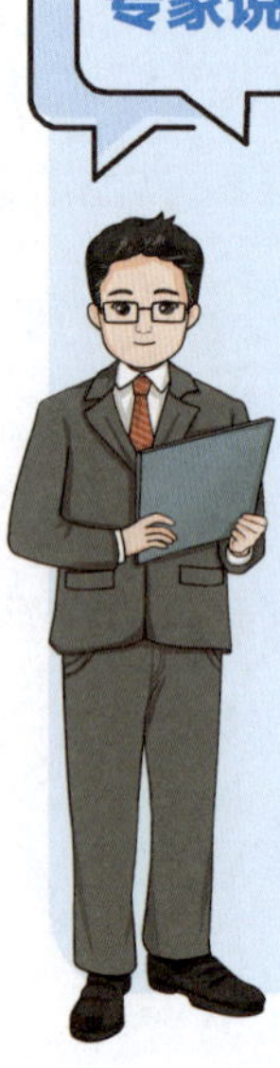

哪些肿瘤容易"家族连锁"

1. 乳腺癌和卵巢癌 当家族中有多位近亲患病，尤其检测出 *BRCA* 基因突变时，患病风险可能比普通人高 10~30 倍。

2. 子宫内膜癌 林奇综合征家族成员患病风险可达 40%~60%，比普通人高出十几倍。

3. 宫颈癌 虽然主要与 HPV 感染相关，但家族性免疫遗传背景可能影响病毒的清除能力。

遗传不是“判决书”

即使携带高危基因，通过科学管理也能显著降低发病风险。高危基因如同“种子”，但需要特定的“土壤”——比如体内长期雌激素过高（如滥用保健品）、超重肥胖（脂肪细胞会产生额外雌激素）、久坐不动、高油高糖饮食及持续高压状态等——才能最终促发癌症。而科学管理，正是通过主动控制体重、合理膳食、规律运动、调节压力以及避免滥用激素类产品等方式，有效改良这些“土壤”环境，从而显著阻断癌症发生的关键环节。

高危人群防护指南

1. 建立家族健康档案 记录三代内亲属的患癌情况，就诊时主动告知医生。

2. 量身定制筛查计划

（1）*BRCA* 基因突变者：从 25 岁起，每年进行乳腺 MRI+超声检查，30 岁后加做卵巢癌筛查。

（2）林奇综合征：每年进行子宫内膜活检 + 肠镜检查。

（3）一般风险人群：从 21 岁起，定期进行宫颈癌筛查，40 岁后关注乳腺健康。

3. 基因检测 检测特定基因突变情况，制订个性化的监测与预防方案。

健康加油站

现代医学带来的希望

值得庆幸的是，随着基因检测技术的不断成熟及精准医学的发展，肿瘤的预防诊治模式发生了根本性改变。现在的基因检测就像健康天气预报，不仅能发现常见的风险基因，还能评估遗传性肿瘤风险；通过解读报告，医生可以给出个性化建议。

根据个体的基因特征，结合环境因素，精准识别高危人群、匹配最适宜的控制疾病危险因素的方法，可以实现精准预防、主动预防。

（樊长萍　李　力）

关键词　乳房大小　乳腺癌

15. 乳房大小与乳腺癌发病风险有关系吗

“大胸女生更容易患乳腺癌？”这个流传甚广的说法其实是个健康误区。乳房大小通常是由脂肪组织多少决定的，而乳腺癌发生于乳腺导管或小叶，两者并无直接关联。但乳房大小确实影响早期筛查的效果。

专家说

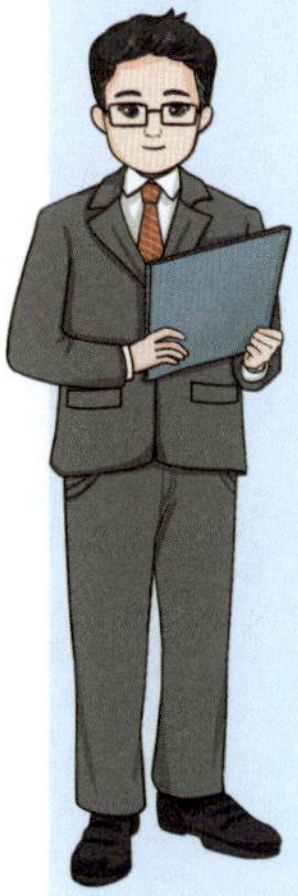

乳房主要由乳腺组织、脂肪组织、结缔组织等构成。乳房的大小主要由脂肪组织多少决定，而乳腺癌源于乳腺细胞突变，与脂肪多少无关。

如果两位女性的乳腺组织在细胞构成、组织结构以及对激素反应程度等方面都几乎相同，且她们的遗传易感性、生活方式等乳腺癌风险因素也都相同，只是乳房大小因脂肪量不同而有别，那么从理论上讲，她们患乳腺癌的风险大致相近。

然而，从检测便利性的差异分析来看，乳房大小与乳腺癌的发生可能存在潜在关联。在进行乳腺自检或者临床检查（如医生触诊、乳腺超声检查等）时，乳房较大的女性相对而言更难精准地发现一些早期的乳腺病变。因为较多的脂肪组织如同一层屏障，容易将较小的乳腺肿物等异常情况掩盖起来，致使病变无法及时被察觉，可能延误诊断和治疗的最佳时机，在一定程度上间接增加了乳腺癌发展到更严重阶段的可能性。而乳房较小的女性，其乳腺组织在检查时相对更容易被全面检查到，从检测便利性的角度来看，早期发现病变的概率可能会更高一些。

健康加油站

哪些人容易患乳腺癌

1. 携带特定突变基因者 携带*BRCA1/2*等特定基因突变的女性。

2. 有乳腺癌家族史者。

3. 激素水平异常者 长期暴露于较高水平的雌激素、孕激素等激素环境中，患乳腺癌的风险会增加。比如月经初潮过早（12岁以前）、绝经年龄过晚（55岁以后）、长期服用含有雌激素的药物等情况。

4. 不良生活方式者 吸烟、酗酒、缺乏运动、长期精神压力大且肥胖的女性，患乳腺癌风险相对更高。

5. 有胸部放疗史者。

6. 乳腺组织异常者 40岁以前被诊断为乳腺导管上皮不典型增生、小叶不典型增生的人群。

了解这些高风险人群和危险因素，有助于我们更有针对性地进行乳腺癌的预防和筛查。值得注意的是，以上增加乳腺癌发生风险的因素与乳房的大小无关。

（樊长萍　李　力）

16. 为什么**早期乳腺癌**没有症状

关键词

早期乳腺癌　临床症状

在我国，乳腺癌的发病情况不容乐观，其在全身各种癌症中的占比达 7%~10%，且发病率正逐年攀升。在部分大城市，乳腺癌已跃居女性癌症发病率之首。尤为令人担忧的是，早期乳腺癌通常较为隐匿、难以察觉。那么，究竟是哪些因素致使早期乳腺癌毫无症状表现呢？

专家说

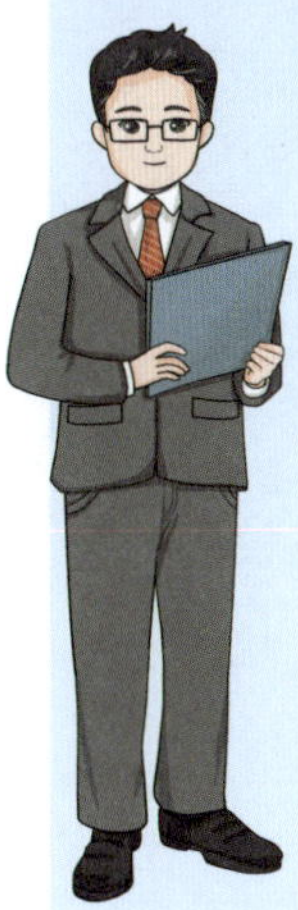

肿瘤本身因素

1. 肿瘤位置　如果肿瘤生长在乳腺组织的深部，或者处于较为隐匿的位置，如乳腺小叶的内部等，不易被触及和察觉，在早期可能不会引起体表可察觉的异常。

2. 肿瘤生长特性　早期肿瘤较小，且部分乳腺癌生长较为缓慢，早期对周围组织的影响较小，不会迅速引发明显的症状。而且，早期乳腺癌可能没有特异性症状，容易被忽视。

人体生理因素

1. 个体差异　每个人对疼痛和不适的感知阈值不同，有些人可能对疾病引起的细微变化不太敏感，即使肿瘤已经开始生长并对周围组织产生了一定影响，但由于个体对疼痛等刺激的耐受性较高，可能感觉不到明显的症状。

2. 激素水平 乳腺癌的发生和发展与激素水平有关。一些激素受体阳性的乳腺癌，在早期可能因为激素水平的相对稳定而没有明显的症状表现。

其他因素

1. 乳腺组织特点 乳腺组织本身较为复杂，由脂肪、腺体、纤维组织等构成。在早期，肿瘤可能隐藏在这些正常组织中，不易被发现。尤其是脂肪组织含量较高的女性，检查时更难察觉到肿块的存在。

2. 合并其他乳腺疾病 一些女性本身患有慢性乳腺疾病，如乳腺增生、乳腺囊肿等，这些疾病的症状可能会掩盖乳腺癌的症状，导致难以区分是原有疾病的变化还是乳腺癌的早期表现。

健康加油站

早期乳腺癌可能没有明显症状，但这并不意味着就无法发现它。通过定期的乳腺自我检查、专业的医学筛查以及对自身健康状况的关注，可以在无症状阶段发现乳腺癌的蛛丝马迹，做到早发现、早诊断、早治疗。

（樊长萍　李　力）

17. 为什么会患**宫颈癌**，都是由**人乳头瘤病毒感染**引起的吗

关键词

宫颈癌 人乳头瘤病毒感染

在我国，宫颈癌已成为仅次于乳腺癌的第二大女性癌症，每年约有 11 万例新增病例，严重威胁着女性的生命与健康。目前已知，宫颈癌的发生主要与人乳头瘤病毒（HPV）感染有关，但需要明确的是，宫颈癌并非仅由 HPV 感染这一单一因素所致，而是多个因素长期相互作用的最终结果。这些因素涵盖了生活习惯、遗传因素、免疫功能状况等多个方面，彼此交织，共同推动宫颈癌的发生发展。

专家说

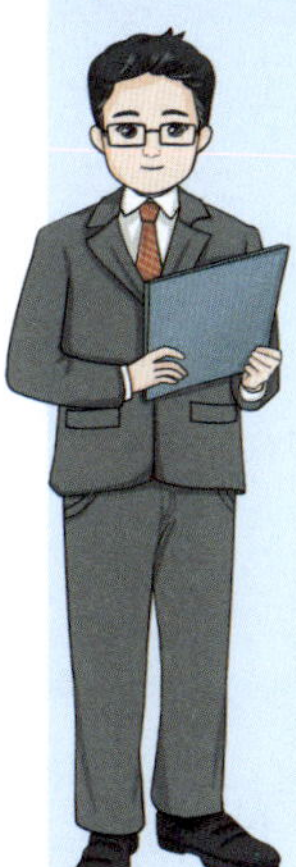

调查显示，HPV 感染极为普遍，至少 80% 的成年人在其一生中都曾感染过。不过，大家也不必过于恐慌，因为多数感染者可在 1~2 年内依靠自身免疫系统实现自愈，体内病毒转阴。目前，人类已发现 200 多种 HPV 类型。临床上，依据 HPV 的致癌性，可将其分为低危型和高危型。

1. 低危型 HPV 虽不致癌，但主要引起生殖器疣和一些良性病变，给感染者带来诸多困扰。

2. 高危型 HPV 对女性健康的威胁较大，是导致女性宫颈癌、阴道癌和会阴癌等癌症的重要元凶。

值得注意的是，宫颈癌的发病风险与感染的HPV病毒亚型、病毒载量及感染时间密切相关。高危型 HPV 持续感染是宫颈癌发生的关键因素，尤其是高危型 HPV16 型和 HPV18 型。当 HPV 病毒入侵人体，它会悄无声息地将自身基因整合到宿主细胞的基因组中，宛如埋下一颗定时炸弹，逐渐破坏细胞的正常生理功能，导致细胞异常增殖和分化，一步步将感染者推向宫颈癌的深渊。

除了 HPV 感染这一关键因素外，宫颈癌的发生还受诸多其他危险因素影响。例如，过早性行为和多个性伴侣、吸烟、口服避孕药、多孕多产、宫颈癌家族史、长期生殖系统其他感染等。

健康加油站

宫颈癌的三级预防策略

1. 一级预防　HPV 疫苗接种和健康教育，降低宫颈癌的发生。

2. 二级预防　宫颈癌筛查和癌前病变治疗，减少晚期宫颈癌的发生，降低死亡率。

3. 三级预防　宫颈癌治疗。作为预防宫颈癌的最后一道防线，根据临床分期开展适宜的手术治疗、放疗、化疗及姑息疗法，尽可能减少宫颈癌的恶化。

（樊长萍　李　力）

18. 为什么要通过**接种疫苗**来预防**宫颈癌**

关键词

宫颈癌　人乳头瘤病毒疫苗

宫颈癌是目前所有癌症中唯一病因基本明确的癌症。这一特征使宫颈癌能够被早期发现、早期预防以及早期治疗，这无疑为人类抗击癌症开辟了充满希望的路径。

专家说

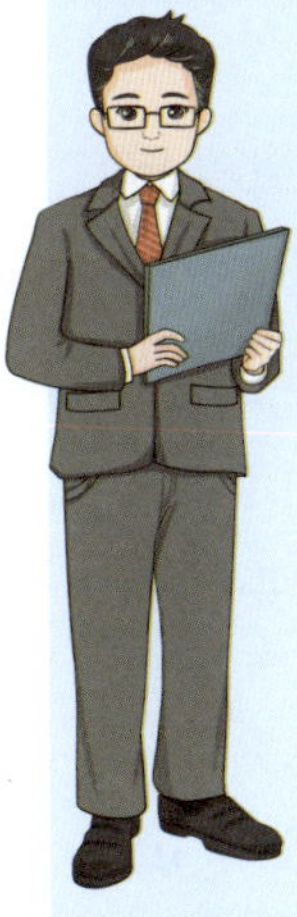

宫颈癌的发生与高危型 HPV 持续感染直接相关，约 99.7% 的宫颈癌由 HPV 持续感染引起。接种人乳头瘤病毒疫苗是预防 HPV 感染及相关疾病最经济有效的干预措施，是世界卫生组织提出加速实现消除宫颈癌全球战略的主要策略之一。

人乳头瘤病毒疫苗主要通过刺激免疫系统，诱导机体体液免疫反应，产生的中和性抗体在 HPV 进入机体时即可与病毒抗原结合，从而防止 HPV 感染。目前，人乳头瘤病毒疫苗主要有二价、四价和九价，它们分别针对不同的 HPV 病毒类型提供保护。尽管没有任何疫苗能够提供百分之百的保护，但人乳头瘤病毒疫苗在预防宫颈癌方面效果显著，能够显著降低宫颈癌的发病率，并对其他与 HPV 相关的疾病产生预防作用。人乳头瘤病毒疫苗的保护作用具有长期性，即使在接种多年后，疫苗产生的抗体依然能够有效地抵御 HPV 的感染，为接种者提供持久的健康保障。

群体免疫效应也是一个重要方面，当人乳头瘤病毒疫苗接种人群达到一定比例时，能够在群体中形成免疫屏障，减少 HPV 在人群中的传播，保护那些因年龄、健康状况或其他原因无法接种疫苗的弱势群体，保护整个社会的健康。

世界卫生组织在 2020 年《加速消除宫颈癌全球战略》中建议，所有国家都应将人乳头瘤病毒疫苗纳入各国免疫规划，并且到 2030 年应该使 90% 的 15 岁女孩接种人乳头瘤病毒疫苗。

健康加油站

人乳头瘤病毒疫苗的有效性如何

目前，最长随访时间的相关研究显示，人乳头瘤病毒疫苗接种后，均能产生很好的保护效果，具有高度有效性。二价疫苗可维持 11.3 年、四价疫苗可维持 12 年、九价疫苗可维持 11 年，且目前受种者抗体滴度仍保持在较高水平，未来对宫颈癌及癌前病变的保护效果仍较好。

（樊长萍　李　力）

19. 为什么**卵巢癌**的发生风险随着女性**年龄增加**而上升

关键词：卵巢癌　老年女性　持续排卵

卵巢是女性重要脏器之一，有分泌激素和孕育生命的功能。卵巢癌多发生于 50 岁以上女性，70 岁后发病率最高。年龄增长为何成为卵巢癌发生的“催化剂”？

专家说

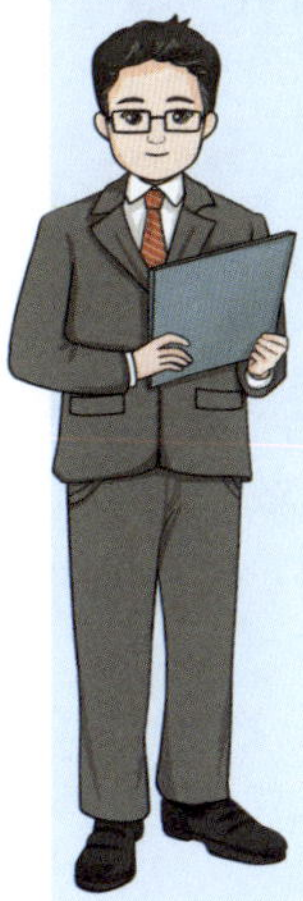

随着年龄的增长，排卵次数增多，卵巢细胞经历更多的分裂与更新，DNA 复制出错概率上升，基因突变也将不断积累，而细胞修复能力却逐渐下降，使卵巢细胞易癌变。

绝经后女性，卵巢功能衰退，雌激素、孕激素等分泌水平变化且不稳定。激素失衡干扰卵巢细胞正常代谢与生理功能，增加癌变风险。

年龄增长使免疫系统功能衰退，机体难以及时识别和清除发生突变的卵巢细胞，癌细胞有更多机会生长增殖。年长女性因有害物质暴露时间更长、慢性疾病患病率更高，患癌风险增加。

现已证明，妊娠可以使卵巢癌发病风险降低。

健康加油站

卵巢癌的筛查方法

目前，尚无确切的卵巢癌早期筛查手段。妇科查体、妇科超声检查（经阴道或经腹超声）联合血液检查，包括检测糖类抗原 125（CA125）和人附睾蛋白 4（HE4）水平，可提高卵巢癌筛查的准确性。

妇科查体是妇科医生的基本功，对排查和诊断各类妇科常见肿瘤都有帮助。医生通过视诊和触诊，了解外阴、阴道、宫颈、子宫、输卵管、卵巢以及盆腔有无异常情况，对于早期发现妇科肿瘤具有至关重要的作用。

妇科超声检查是卵巢癌筛查的首选检查方法，可明确卵巢有无占位性病变，判断肿瘤的良恶性。肿瘤形态学特征是超声鉴别卵巢肿瘤良恶性的主要标准。经阴道超声检查，不受肥胖及肠气干扰，对卵巢癌的诊断有更高的敏感性和特异性。

CA125、HE4 是卵巢上皮癌中应用价值最高的肿瘤标志物，可用于辅助诊断、疗效监测和复发监测。

（樊长萍　李　力）

20. 为什么**卵巢癌**有时被称为“沉默的杀手”

关键词

早期卵巢癌　高危人群

卵巢癌是常见的女性生殖道癌症，发病率仅次于宫颈癌和子宫内膜癌，位于第三位。由于发病隐匿，卵巢癌早期诊断困难，约 70% 以上患者就诊时处于晚期，5 年生存率仅为 30%~40%，5 年复发率最高，达到 70%。其“沉默”背后的原因究竟是什么？

专家说

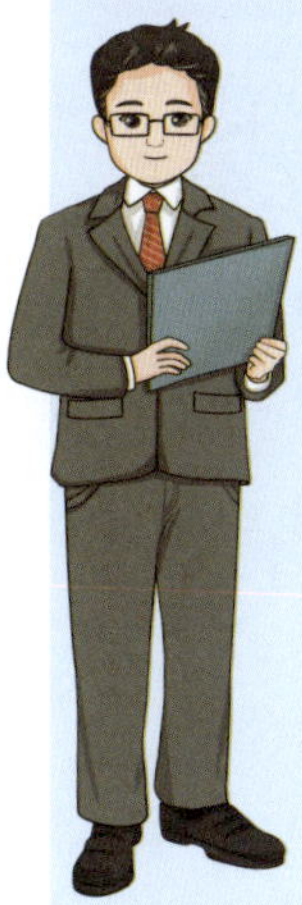

1. 解剖位置“隐秘”　卵巢位于盆腔深部，解剖位置隐匿，无法直接窥视，较小的卵巢肿块对周围脏器无明显影响，很难通过体表感知或常规检查发现。

2. 症状“伪装高手”　卵巢癌早期症状轻微、易忽视，缺乏特异性症状，如早期卵巢癌可能仅表现为轻微的腹胀、消化不良、腹部或盆腔疼痛、尿频、尿急以及疲劳等，这些症状与许多良性疾病相似，容易被忽视或与其他疾病混淆，如腹胀可能被认为是消化不良或饮食问题，疲劳可能被归咎于生活压力大等。

3. 缺乏“金标准”筛查　卵巢癌早期缺乏有效的筛查手段。对于有卵巢癌常见症状（腹围增加、腹胀、尿急和疼痛）的患者应进行全面评估，包括腹部及盆腔超声或 CT 等影像检查。血清 CA125 是目前卵巢癌诊断临床上最具特异性的血清学检测指标，但在卵巢癌早期往往不升高，不能单纯依靠它进行早期诊断。

健康加油站

卵巢癌的高危人群

普通女性一生中患卵巢癌的风险仅为 1% 左右。在不孕、未产、初潮早、绝经晚、卵巢过度刺激等情况下，女性可能会因为持续排卵而增加患卵巢癌的风险。另外，绝经后激素替代治疗、肥胖、吸烟也是卵巢癌的危险因素。

卵巢癌具有一定的遗传性和家族聚集特征，遗传因素是卵巢癌最大的危险因素。当女性的一级亲属（如母亲、姐妹）或二级亲属（如姑姑、姨妈）患有卵巢癌，则其患卵巢癌的风险会增高，针对这类高危人群建议进行基因检测，提前防治。

目前，已知与卵巢癌相关的遗传易感基因约有 20 个，其中以 *BRCA* 基因影响最为显著。*BRCA1* 和 *BRCA2* 胚系突变携带者在一生之中发生卵巢癌的累积风险分别高达 54% 和 23%。

（樊长萍　李　力）

21. 为什么**子宫内膜癌**的高发与**肥胖**相关

关键词：肥胖 子宫内膜癌 雌激素

子宫内膜癌在我国发病率逐年上升，肥胖女性患病风险更高。脂肪为何会成为“致癌帮凶”？

专家说

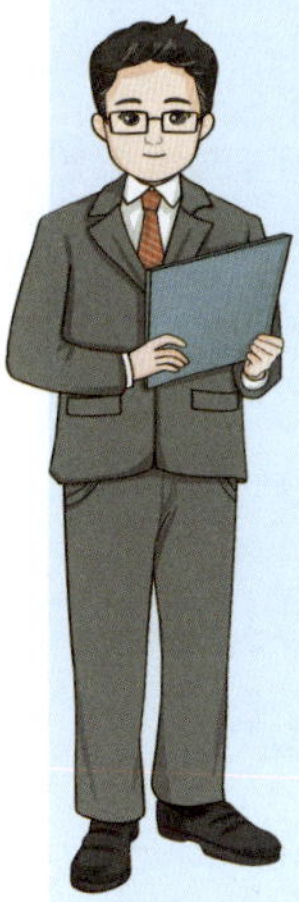

肥胖就像一个隐藏的幕后黑手，借助多种方式增加子宫内膜癌的发生风险。

1. 脂肪——隐藏的“雌激素工厂” 脂肪组织堪称雌激素的“秘密工厂”，能将雄激素转化为雌激素。长期高水平的雌激素刺激子宫内膜，使其不断增生，增加了癌变风险。此外，肥胖可干扰下丘脑 - 垂体 - 性腺轴的功能，使孕激素分泌相对不足或作用失衡，子宫内膜在雌激素的持续刺激下，更易出现异常增生和癌变。

2. 胰岛素抵抗“连环击” 肥胖常伴有胰岛素抵抗和高胰岛素血症。过多的胰岛素、胰岛素样生长因子 1 可促进子宫内膜细胞的生长、增殖和分化，增加子宫内膜癌的发生风险。

3. 慢性炎症“煽风点火” 肥胖状态下，脂肪细胞分泌多种炎症因子，引起慢性炎症反应，影响子宫内膜细胞的微环境，促进子宫内膜癌的发生发展。

4. 脂代谢异常 肥胖者常存在脂代谢紊乱，导致脂肪在子宫内膜细胞内沉积，引起细胞脂毒性反应，损伤细胞功能，增加子宫内膜癌的发病风险。

5. 生活方式"恶性循环" 如运动量少、高热量饮食等，会进一步加重代谢紊乱，这些因素共同作用，增加了子宫内膜癌的发病风险。

健康加油站

子宫内膜癌的主要临床表现

少数早期子宫内膜癌可能无任何症状，临床上难以发现。但90%子宫内膜癌的主要症状为各种阴道流血。这一典型症状为疾病早期诊断提供了重要线索。

绝经后阴道流血为子宫内膜癌患者的主要症状，90%以上的绝经后患者因此就诊。正因该症状在疾病早期即可出现，约70%的子宫内膜癌患者在初次确诊时处于早期。非绝经女性可表现为月经周期紊乱，月经淋漓不尽甚至阴道大量出血。

此外，还可出现阴道异常排液、下腹隐痛不适等。

（樊长萍　李　力）

22. 为什么**绝经**后的女性容易患**子宫内膜癌**

关键词

绝经 雌激素失衡

在很多人的认知中，绝经后似乎就远离了诸多妇科疾病的困扰。而子宫内膜癌作为生殖道三大癌症之一，恰恰最爱“盯上”绝经后的女性。为什么本该“平静”的更年期反而成为癌症高发期？

专家说

雌激素“独奏”引发癌变

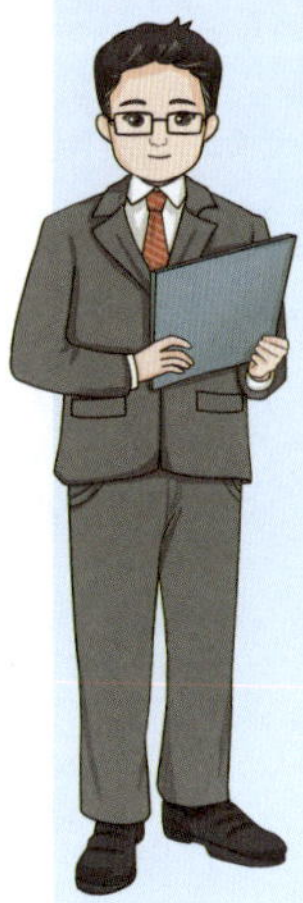

1. 绝经后雌激素“失衡” 绝经前，雌激素、孕激素像“阴阳平衡”的搭档，共同调节子宫内膜。绝经后，卵巢功能衰退，雌激素骤降，但脂肪组织却悄悄“接棒”——将雄激素转化为雌激素，低剂量雌激素持续刺激子宫内膜增生，最终可能癌变。

2. 高危信号人群 肥胖女性。脂肪越多，雌激素转化越活跃，风险越高。数据显示，体重指数每增加 $1kg/m^2$，患病风险增加 9%。

3. 糖尿病、高血压患者 代谢异常让身体对激素更敏感，糖尿病患者的患病风险是健康人群的 2.8 倍，高血压患者的患病风险则比健康人群增加 1.8 倍。

生育“保护盾”消失

怀孕时子宫内膜会“休息”，而终生未孕、晚绝经（超过 55 岁）或月经不规律的女性，因缺乏孕激素保护，癌变风险更高。

药物“双刃剑”

雌激素替代治疗须谨慎。绝经后使用单一雌激素药物（如仅补充雌激素未搭配孕激素）超过 5 年，患病风险可升高 10~30 倍。采用雌孕激素联合治疗则相对安全。

因此，绝经后的女性同样应定期进行妇科检查，关注身体变化，及时发现并治疗异常情况。

健康加油站

1. 警惕早期信号——异常出血　绝经后任何形式的阴道出血（哪怕少量血丝）都要警惕，这是子宫内膜癌最典型症状。

2. 注意其他预警信号　持续腹痛、腹胀、尿频、体重骤降等，可能暗示肿瘤已进展。

3. 走好预防“三步走”

（1）定期体检：普通女性每年做妇科超声 + 血液检查（肿瘤标志物：CA125）；高危人群（肥胖、糖尿病、家族史）每半年复查一次。

（2）管住嘴、迈开腿：控制体重（体重指数为 18.5~23.9kg/m^2），少吃甜食、红肉，多吃蔬菜、杂粮。

（3）“聪明”用药：如需要激素治疗，务必在医生指导下选择雌孕激素联合使用，并定期监测。

4. 癌症≠死刑 早期子宫内膜癌的治愈率超过90%，而新技术如免疫联合疗法、分子靶向治疗等也为晚期患者带来新希望。

（樊长萍　李　力）

关键词

妇科肿瘤　健康生活方式

23. 为什么保持**健康的生活方式**可以降低**妇科肿瘤**的发生风险

数据显示，超过40%的癌症可通过改变生活方式来进行有效预防。女性如何通过健康的生活方式降低癌症的发生风险？

专家说

生活方式与妇科肿瘤的发生发展息息相关。

高脂饮食（如油炸食品）会增加乳腺癌、子宫内膜癌的发生风险。膳食纤维（如西蓝花、蓝莓、胡萝

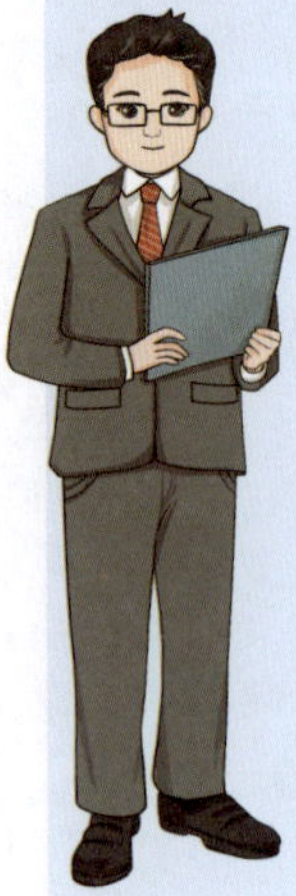

卜等蔬果）是维持肠道健康的重要营养素，缺乏膳食纤维会导致便秘等问题，长期便秘会增加患妇科肿瘤的风险。

运动是身体的“抗癌卫士”。缺乏运动会导致身体肥胖，增加患妇科肿瘤的风险；还会降低身体免疫力，使身体更容易受到病毒的侵袭。

酒精是明确的致癌物质，过度饮酒会增加女性患妇科肿瘤的风险，特别是乳腺癌和宫颈癌。吸烟会增加女性患妇科肿瘤的风险，特别是宫颈癌，吸烟会导致体内产生有害物质，损害细胞 DNA，促进肿瘤的生长。

心理压力是“隐形杀手”。长期压力会导致内分泌失调，削弱免疫力，为肿瘤提供可乘之机。

健康加油站

有效预防妇科肿瘤的方法

1. 合理膳食是关键。应多摄入富含维生素、矿物质和膳食纤维的食物，如新鲜的蔬菜水果、全谷物等，能为身体提供必要营养，增强免疫力。同时减少摄入高脂肪、高糖和高盐的食物。

2. 适量运动不可忽视。规律的运动有助于控制体重，还能调节内分泌系统，增强身体机能，如快走、慢跑、游泳、跳绳、做有氧操等。也可以结合如瑜伽、普拉提等力量训练，维持肌肉量，提高基础代谢率。

3. 保持良好的生活作息。充足的睡眠能让身体得到充分休息和恢复，建议每天保证 7~8 小时的高质量睡眠。避免熬夜和长期的工作压力，养成早睡早起的习惯。

4. 戒烟限酒十分重要。

5. 心理平衡同样不可或缺。学会释放压力，通过冥想、瑜伽、听音乐、与朋友交流等方式保持良好的心态。

妇科肿瘤并非不可战胜，了解风险、科学筛查、健康生活，每个女性都能成为自己健康的守护者。知识是武器，行动是盾牌，从今天开始，用科学为生命护航。

（樊长萍　李　力）

三

消化系统癌前病变

24. 为什么把萎缩性胃炎称为“癌前病变”

关键词

萎缩性胃炎 癌前病变

萎缩性胃炎是一种常见的胃部疾病，常表现为上腹部隐痛或不适，尤其在餐后更为明显，伴随着饱胀感和频繁的嗳气。患者可能感到食欲不振，长期下来会导致消瘦。这一慢性消化系统疾病不仅影响患者的消化功能，还被医学界广泛认为是胃癌的癌前病变。

健康术语

癌前病变

癌前病变是指一类具有特殊性质的病变，它们本身并不是癌症，但在持续性致肿瘤因素，如物理、化学或生物学因素的作用下，具有进一步向癌症发展的趋势和可能性。

专家说

萎缩性胃炎主要表现为胃黏膜上皮和腺体萎缩、胃黏膜变薄，以及黏膜肌层增厚，有时伴有幽门腺化生、肠腺化生或不典型增生。随着胃黏膜的萎缩，胃腺体的数量减少，胃酸分泌也会受到影响，进而影响消化功能。更重要的是，萎缩性胃炎患者的胃黏膜可能发生异型增生，这是一种细胞变化，进一步增加了癌变的可能性。

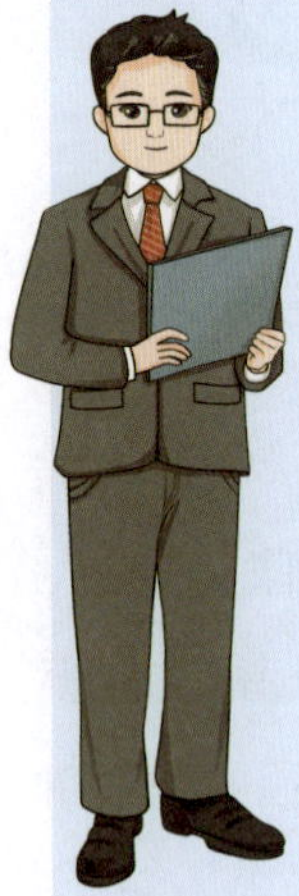

统计显示，萎缩性胃炎患者发展为胃癌的比例约为 1% 以下，但其胃癌的发生风险较普通人群升高 4~6 倍。主要驱动因素包括幽门螺杆菌感染引发的慢性炎症、长期高盐饮食导致的黏膜损伤，以及自身免疫性胃炎引起的特异性腺体破坏。这些因素会导致胃黏膜屏障功能持续受损，修复过程出现基因突变积累。

正因为萎缩性胃炎与胃癌的这种关联，需要我们高度重视这一疾病。对于萎缩性胃炎患者，建议每 1~2 年复查胃镜，若发现中至重度异型增生则需要缩短至每 6 个月监测一次。同时，保持健康的饮食习惯，避免摄入刺激性食物和饮料，适量摄入富含维生素和矿物质的食物，有助于改善胃黏膜的健康。控制幽门螺杆菌感染和定期复查也是预防癌变的重要措施。

总之，萎缩性胃炎被称为癌前病变，是因为它与胃癌的发生存在密切关系，增加了患胃癌的风险。通过合理的治疗和生活方式调整，可以有效降低胃癌发生的风险。因此，对于萎缩性胃炎患者来说，提高警惕、积极治疗和定期复查是至关重要的。

（刘　莉　童钰铃）

25. 为什么有些中青年人体检时也要做**胃肠镜检查**

关键词

胃肠镜检查 早起筛查

胃肠道疾病曾被认为是老年人的常见病，但近年来中青年患者比例显著上升。调查数据显示，我国胃癌、肠癌患者中，30~50 岁人群占比已从 10 年前的 15% 升至 25%，且多数确诊时已属中晚期。这种年轻化趋势与饮食不规律、长期熬夜、压力过大等现代生活方式密切相关。胃肠镜检查作为直接观察消化道的“探头”，能早期发现癌前病变，为中青年人的健康提供关键保障。

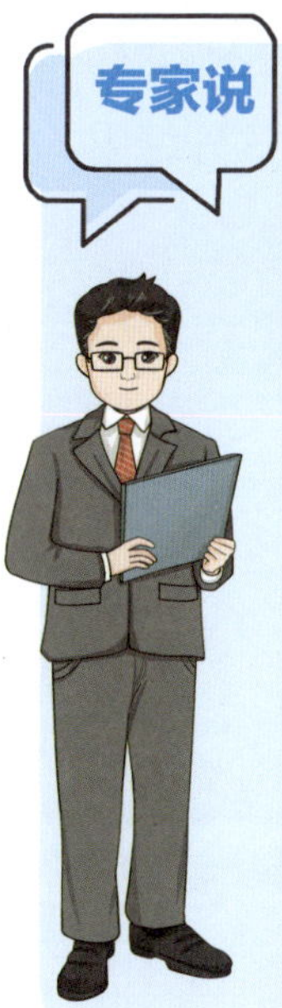

胃肠镜检查通过柔软的内镜进入消化道，可清晰观察食管、胃、肠道黏膜的细微变化。对于中青年群体，这项检查能早期发现萎缩性胃炎、肠息肉等癌前病变，甚至可以捕捉到毫米级的早期肿瘤。例如，结肠息肉从形成到癌变通常需要 5~10 年，及时切除可使肠癌风险降低 90% 以上。此外，长期腹痛、反酸、便血等症状，可能提示溃疡、炎症性肠病等器质性病变，需要通过胃肠镜明确诊断。

胃肠镜检查是中青年人群守护健康的一道“防火墙”。40 岁以下患者中，约 30% 的胃溃疡患者、15%

的肠息肉患者因忽视症状未及时就诊。对于有消化道肿瘤家族史、长期吸烟饮酒、肥胖或有慢性胃炎病史的中青年人，建议将胃肠镜检查纳入常规体检项目。例如，家族中有一级亲属患肠癌者，其发病年龄可能提前 10~15 年，需要在 40 岁前启动筛查。

检查的临床价值远不止诊断。内镜下可同步进行活检和微创治疗，如切除息肉、止血等，实现诊断 - 治疗一体化。研究数据显示，早期胃癌 5 年生存率可达 90%，而晚期不足 20%。对于无症状人群，胃肠镜还能发现隐匿病变——约 15% 的早期肠癌患者在检查前无任何不适。因此，建议 40 岁以上人群每 3~5 年进行一次胃肠镜检查，高危人群需缩短至 1~2 年。

改变体检观念同样重要。许多中青年人认为“年轻人不会患癌”，却忽视了长期不良习惯的累积效应。例如，长期熬夜导致的胃酸分泌紊乱、高脂饮食引发的肠道菌群失调，都可能加速病变进程。通过胃肠镜检查，不仅能发现疾病，更能通过病理结果调整生活方式，将健康风险扼杀在萌芽阶段。

（刘　莉　童钰铃）

26. 为什么中青年人的**幽门螺杆菌阳性**需要治疗

关键词：幽门螺杆菌阳性　中青年人群

幽门螺杆菌（HP）感染如同潜伏在胃里的“隐形杀手”，其阳性检测意味着胃黏膜已被这种一类致癌物占据。这种细菌通过释放毒素破坏胃黏膜屏障，引发慢性炎症，长期感染可能逐步演变为胃溃疡甚至胃癌。我国 HP 感染率高达约 50%，且年轻群体感染比例逐年攀升，中青年人因工作压力大、饮食不规律、作息紊乱等因素，成为感染的高危人群。值得注意的是，HP 感染即便早期没有明显症状，也可能在无声中侵蚀胃黏膜，埋下癌变隐患。

专家说

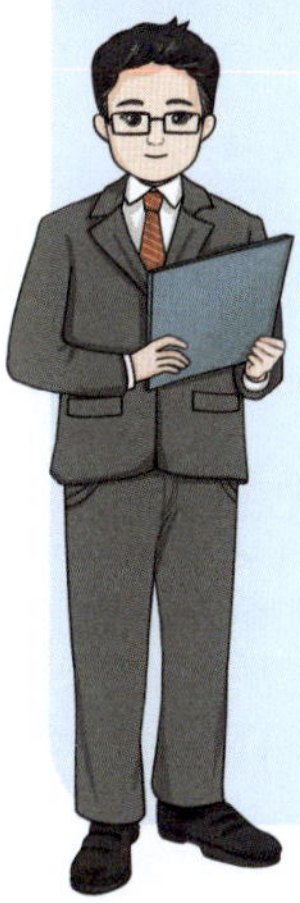

HP 的威胁远不止胃部疾病。它还能诱发缺铁性贫血、免疫性血小板减少等全身性疾病，其危害程度与感染时长呈正相关。研究数据显示，感染者患胃癌的风险比普通人高出 4~6 倍，而中青年群体若在 30~50 岁发现感染，此时胃黏膜尚处于可逆阶段，及时治疗能有效阻断病变进程。临床观察发现，早期感染者通过规范治疗，胃黏膜萎缩、肠化生等癌前病变的逆转率可达 60% 以上，这正是中青年群体不容忽视治疗的关键所在。

中青年人群正处于事业和家庭的核心位置，HP 感染如同埋在胃里的定时炸弹，即使没有明显症状，感染者胃黏膜可能已出现不可见的损伤。规范治疗可使胃癌前病变的进展风险下降超过 60%。治疗方案需要根据抗生素耐药性检测量体裁衣，四联疗法通过抑酸药、胃黏膜保护剂和抗生素组合，能更精准地清除细菌。完成疗程后需要等待四周后复查，确保彻底根除。特别需要注意的是，HP 具有家庭聚集传播的特性，若家中一人感染，其他成员同步检测和治疗能有效切断传播链。

对于正值事业上升期的中青年人而言，HP 感染不仅是健康问题，更是影响家庭幸福的重要因素。及时治疗不仅能降低自身患胃癌的风险，还能保护家人免受感染威胁。因此，当体检报告出现 HP 阳性时，应像重视高血压、糖尿病一样，尽早寻求专业医生的指导，通过规范治疗和调整生活方式，为自己和家人构筑健康防线。

（刘　莉　童钰铃）

27. 为什么有些**结肠息肉**会变癌

结肠息肉是指结肠黏膜表面向肠腔突出的异常生长组织，常见于中老年人群。虽然大多数结肠息肉是良性的，但部分息肉可能会发生癌变，进而发展为结肠癌。研究数据显示，超过 90% 的结肠癌由息肉癌变发展而来。中老年人群是高发群体，但近年来年轻化趋势明显，这与饮食结构改变、久坐不动等现代生活方式密切相关。值得注意的是，息肉从形成到癌变往往需要数年至数十年时间，这为早期干预提供了关键窗口期。

专家说

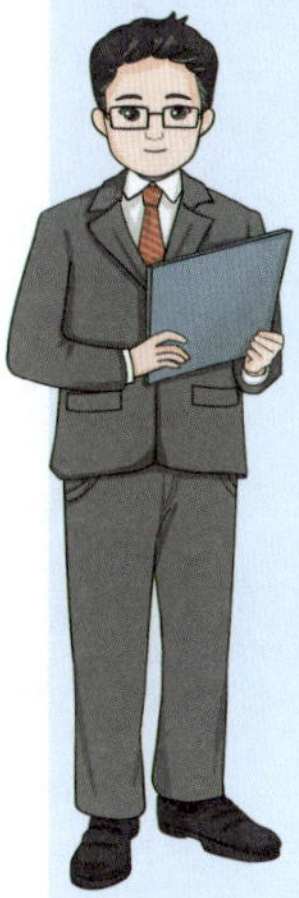

息肉的危险等级与其类型和形态密切相关。医学上将息肉分为腺瘤性、增生性、炎症性等类型，其中腺瘤性息肉如同高危分子，占癌变病例的绝大多数。这类息肉内部存在“叛变”的细胞群，随着体积增大（尤其直径 >2cm 时），其内部细胞的异常增生会突破肠道黏膜屏障，形成类似绒毛的结构，此时癌变概率呈指数级上升。基因检测发现，部分携带特定遗传缺陷的人群（如家族性腺瘤性息肉病患者），其息肉几乎注定会走向癌变之路。

结肠息肉癌变是细胞“叛变”与环境推波助澜的共同结果。肠道黏膜细胞在慢性炎症刺激、不良饮食习惯（如高脂肪、低纤维饮食）或遗传易感性的影响下，会逐渐出现异型增生——这是癌变的前奏。起初细胞只是“行为异常”，但随着时间推移，这些细胞开始疯狂扩增并突破原有结构，最终形成癌症。这个过程如同一场细胞叛乱，从局部骚乱发展为全面失控。

现代医学已掌握关键干预手段——肠镜检查。其不仅能发现息肉，还能在癌变前将其切除。研究数据显示，及时切除腺瘤性息肉可使结肠癌风险降低 90%

关键词

结肠息肉癌变　异型增生

以上。对于携带遗传缺陷的高危人群，需要从 20 岁起每 1~2 年进行肠镜筛查。在日常生活中，保持膳食纤维摄入、控制体重、规律运动等健康习惯，能有效降低息肉的发生率。当体检发现息肉时，切勿因“良性”标签而掉以轻心，医生会根据息肉类型、大小、形态等特征，制订个性化的监测或治疗方案。这不仅是保护肠道健康，更可以筑起防癌屏障。

（刘　莉　童钰铃）

关键词：消化系统肿瘤　吸烟　饮酒

28. 吸烟饮酒为什么容易患消化系统肿瘤

全球约 22% 的消化系统肿瘤与吸烟饮酒相关，食管癌、肝癌和胰腺癌中超过 40% 的患者存在长期吸烟或饮酒史。烟草和酒精通过持续性损伤消化道细胞、破坏代谢平衡，逐步推动物质恶变的过程。

专家说

消化系统肿瘤包括食管癌、胃癌、肝癌等，其发生与长期接触致癌因素密切相关。烟草燃烧产生的焦油、尼古丁等物质含有数十种已知致癌物，这些化学成分会直接附着在口腔、食管、胃等消化道黏膜表面，

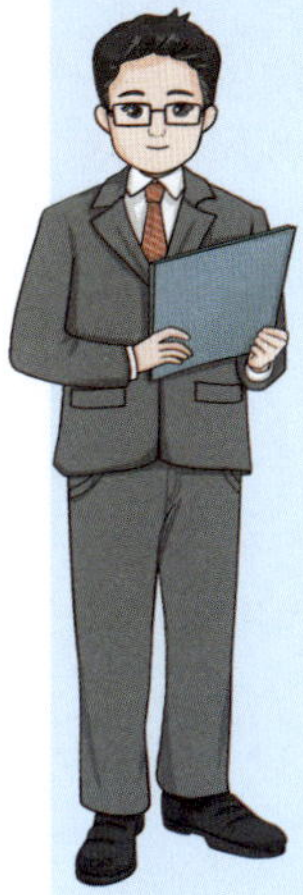

引发细胞 DNA 损伤。酒精代谢产生的乙醛具有强致癌性，不仅直接破坏肝脏细胞的 DNA 修复机制，还会加剧胃黏膜屏障的慢性炎症反应。更危险的是，烟酒的联合作用会产生“1+1>2”的协同效应——酒精作为溶剂可增强致癌物向细胞内的渗透，加速基因突变积累。

烟酒对消化系统的伤害是渐进且隐蔽的。烟草中的苯并芘等物质会像腐蚀剂般持续攻击食管黏膜，导致细胞异常增生；而酒精代谢产生的乙醛则如同基因剪刀，直接切断 DNA 链的正常修复。当两者同时存在时，酒精会像运输车将烟草中的致癌物更快送入细胞内部，使肝细胞癌变风险成倍增加。

消化道黏膜是人体重要的防御屏障，但长期烟酒刺激会使其逐渐失去修复能力。例如，胃黏膜在酒精刺激下分泌的胃酸增多，加上烟草削弱的免疫监视功能，容易形成慢性萎缩性胃炎，最终演变为胃癌。肝癌的发生则与酒精导致的肝硬化密切相关——长期酗酒者肝细胞反复坏死再生，每次修复都可能产生新的基因错误，最终突破癌变临界点。

值得注意的是，即使少量饮酒或偶尔吸烟也会累积风险。研究结果显示，每周饮酒超过 14 个标准单位（约每日 700mL 啤酒）或每日吸烟超过 5 支，就可能启动细胞癌变的“多米诺骨牌效应”。因此，预防消化系统肿瘤最直接的措施就是彻底戒烟并严格限酒。对于已存在肝硬化、慢性胃炎等有基础疾病的人群，更应将烟酒摄入量控制为零。定期进行胃肠镜、肝功能等专项筛查，能帮助早期发现癌前病变，及时阻断疾病进程。

关键词

胆囊息肉癌变 规律体检

健康云课堂

从咽喉到胃肠：解密烟酒致癌的疾病密码

（刘 莉 童钰铃）

29. 为什么有些胆囊息肉会癌变

胆囊息肉是胆囊内壁生长的突起性病变，多数在体检中被偶然发现。尽管大部分息肉属于良性，但少数类型存在癌变风险，尤其是腺瘤性息肉。流行病学数据显示，15%~20% 的胆囊癌患者曾有胆囊息肉病史，其中腺瘤性息肉的癌变率可达 5%~10%。虽然部分胆囊息肉存在癌变风险，但其癌变过程比较漫长，通过早期发现和干预可显著降低风险。

专家说

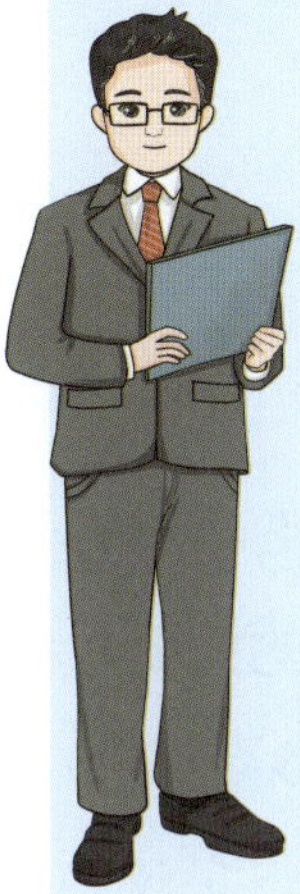

胆囊息肉的癌变风险主要取决于其类型、大小和形态特征。医学上将息肉分为胆固醇息肉、腺瘤性息肉和炎症性息肉等类型。胆固醇息肉最为常见，通常与胆固醇代谢异常相关，癌变概率极低；而腺瘤性息肉则由胆囊黏膜腺体异常增生形成，是癌变的高危类型。息肉直径 >1cm、形态不规则（如菜花状）、基底宽大或短期内快速增大，均提示癌变可能性增加。此外，长期胆囊炎、胆结石或家族胆囊癌史也会提升癌病风险。

胆囊息肉的癌变是细胞异常增生与慢性刺激共同作用的结果。腺瘤性息肉内部存在“失控”的细胞群，这些细胞在胆汁淤积、慢性炎症等刺激下，可能逐步突破正常增殖调控机制。例如，胆汁中胆固醇代谢异常会损伤黏膜，而反复炎症则导致细胞修复过程中出现基因突变积累。当这些异常细胞突破黏膜层并形成浸润性生长时，即完成癌变过程。

监测与干预是防控的关键。超声检查能清晰显示息肉的大小、形态及血流特征，建议高危人群每 6~12 个月复查。对于直径 >1cm、形态异常或伴随胆囊壁增厚的息肉，医生通常会建议手术切除。在日常生活中，减少高脂饮食、避免暴饮暴食可降低胆汁淤积的风险，而规律体检则能及时发现息肉变化。研究数据显示，早期切除高危息肉可使胆囊癌发生率降低 90% 以上。因此，发现胆囊息肉后，与其过度焦虑，不如通过科学监测和生活方式调整，将风险控制在萌芽阶段。

（刘　莉　童钰铃）

30. 为什么超声发现**肝结节**要进行**随访监测**

关键词

肝结节　个性化随访

超声技术的进步使早期发现肝结节成为可能，但也带来新的挑战——如何区分良恶性病变。我国超声检出肝结节的比例达8%~12%，其中5%~10%为恶性。超声仅能显示结节的形态特征，无法直接判断性质。无论是良性还是恶性结节，都可能随时间推移发生不可逆的变化。因此，发现肝结节后，通过系统随访监测其动态变化，是评估风险、制订干预方案的关键步骤。

专家说

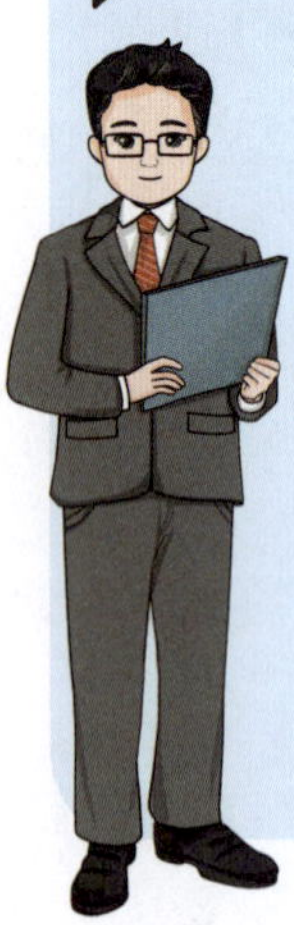

肝结节是肝脏局部组织异常增生形成的团块，可能与肝炎、脂肪肝、肝硬化或基因突变相关。良性结节如血管瘤、局灶性结节增生，通常生长缓慢。而肝硬化患者出现的再生结节，其癌变风险较常人高出3~5倍。超声通过观察其边缘是否清晰、内部回声是否均匀、血流信号是否异常等特征，可初步筛选高危病例。随访监测的核心目标，是捕捉结节在形态、大小、血流等指标上的动态变化，从而判断其生物学行为。

肝结节随访是与时间赛跑的过程。良性结节年增长通常不超过 3mm，而恶性结节通常呈现“生长加速、形态不规则、血流异常”等特征，可能在半年内增大数倍。对于直径 <1cm 的低风险结节，每 6 个月复查超声；若结节直径 >1cm 或出现分叶、毛刺等恶性征象，则需要联合 CT、MRI，甚至是穿刺活检，进行进一步评估。此外，肝功能指标和肿瘤标志物（如甲胎蛋白）的动态监测，能为诊断提供重要线索。

随访的价值不仅在于发现恶性转化，更能评估治疗效果。例如，接受抗病毒治疗的乙型肝炎患者，若肝结节在治疗后缩小或密度均匀化，提示良性可能性大；反之则需要警惕肝癌的可能。值得注意的是，即使初步判断为良性结节，长期随访仍不可忽视——部分血管瘤可能压迫周围组织，局灶性结节增生在特定诱因下也可能出现异常增殖。研究数据显示，规范随访可使肝癌早期诊断率提升 40%，显著改善预后。

因此，超声发现肝结节后，患者应与医生共同制订个性化随访计划，通过定期影像学检查、实验室检测及临床评估，及时捕捉关键信号。这不仅是对肝脏健康的守护，更是对潜在风险的主动管理。

（刘　莉　童钰铃）

31. 为什么甲胎蛋白阳性需要筛查肝癌

关键词

甲胎蛋白阳性　肝癌

甲胎蛋白（AFP）检测是肝癌早期筛查的重要工具，其阳性结果提示可能存在肝癌风险。由于肝癌早期症状隐匿，多数患者确诊时已进入中晚期，而 AFP 检测结合影像学检查能显著提高早期发现率，为治疗争取宝贵时间。数据显示，早期肝癌患者 5 年生存率可达 70%，而晚期则不足 10%，因此及时筛查至关重要。

专家说

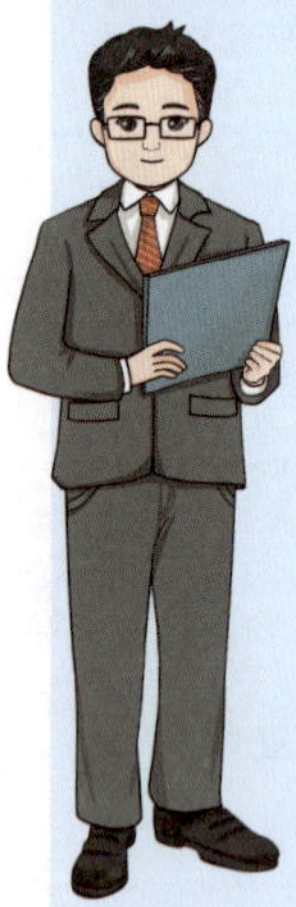

AFP 是胎儿期肝脏产生的蛋白质，正常成人血液中含量极低（<20μg/L）。当肝细胞发生恶性转化时，某些基因重新活跃，导致 AFP 异常升高。但需要注意，肝炎、肝硬化等良性疾病也可能引起 AFP 波动，因此阳性结果需要结合其他检查进一步确认。乙肝病毒携带者、长期饮酒者或肝硬化患者，即使 AFP 轻度升高也需要警惕肝癌可能。

AFP 是肝癌的“早期信号灯”，但需要谨慎解读。持续性 AFP 升高（如超过 400μg/L 且持续 8 周，或 200μg/L 持续 12 周）是高度可疑信号。对于乙型肝炎、肝硬化等高危人群，建议每 6 个月进行 AFP 检测联合肝脏超声检查。若发现异常，需要进一步通过增强 CT 扫描或 MRI 观察病灶的血流特征，必要时进行穿刺活检明确诊断。数据显示，联合筛查可使早期肝癌检出率提升 30% 以上。

值得注意的是，AFP 并非肝癌的专属标志物。约 30% 的肝癌患者 AFP 水平正常，这可能与肿瘤类型或分化程度相关。因此，对于高危人群，即使 AFP 正常，仍需要定期影像学监测。例如，肝硬化患者即使 AFP 正常，其肝癌年发生率仍达 3%~5%，需要每 3~6 个月通过超声筛查结节变化。

早期筛查的价值不仅在于发现肿瘤，更能识别癌前病变。例如，肝硬化患者出现直径超过 1cm 的结节，即使 AFP 正常，也需要密切随访。数据显示，及时发现并切除早期肝癌，患者生存期可延长 5 倍以上。因此，发现 AFP 异常升高时，不必过度恐慌，但需要立即启动规范筛查流程，与医生共同制订个性化监测方案。

（刘　莉　童钰铃）

32. 为什么吃烫的食物容易患**食管癌**

“趁热吃”“趁热喝”是许多人的饮食习惯，但这种看似温暖的习俗却暗藏健康风险。我国是食管癌高发国家，多数患者确诊时已属晚期，而长期食用高温食物正是重要诱因之一。国际癌症研究机构已将超过 65℃的热饮列为一类致癌物，长期高温刺激会损伤食管黏膜，逐步推动物质恶变。

专家说

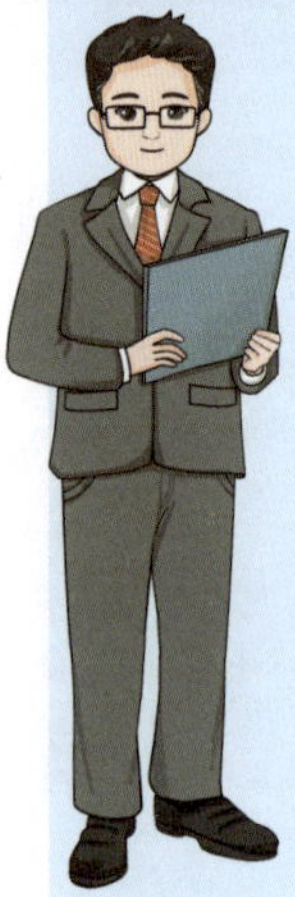

食管内壁的细胞只能耐受 40~50℃的温度，而超过 65℃的热食会直接造成烫伤。这种损伤看似短暂，实则引发连锁反应：黏膜表层细胞坏死后，深层细胞被迫频繁增殖以修复损伤，长期反复刺激下，部分细胞可能在修复过程中出现基因突变，逐渐演变为癌前病变。

高温对食管的伤害是渐进且隐蔽的。每次热食入口，食管黏膜都会经历“损伤-修复-再损伤”的过程。这种反复刺激会引发慢性炎症，导致黏膜层增厚、细胞排列紊乱，形成“巴雷特食管”等癌前状态。更危险的是，高温还会破坏黏膜表面的保护性黏液层，使致癌物质（如亚硝胺）更容易侵入细胞内部，加速基因损伤积累。

预防的关键在于建立科学的饮食习惯。建议进食前先吹凉食物至微温（手感不烫为宜），避免边走边吃或狼吞虎咽。对于已有胃食管反流、慢性咽炎等基础疾病的人群，更要注意控制饮食温度。研究数据显示，将饮品温度降至 50℃以下，可使食管黏膜损伤风险降低 70%。

此外，减少腌制食品、霉变食物的摄入，戒烟限酒，能进一步降低癌变概率。保持均衡的饮食结构，多摄入富含纤维素、维生素和抗氧化剂的食物，也有助于预防食管癌的发生。

总之，吃烫的食物容易患食管癌并非危言耸听。为了健康着想，我们应该养成良好的饮食习惯，尽量避免食用过烫的食物。同时，定期进行食管癌筛查也是预防食管癌的重要手段之一。让我们从日常饮食做起，共同守护食管健康！

（刘　莉　童钰铃）

第四章

衰老风险

更年期
风险评估

1. 为什么女性会经历**更年期**

关键词：更年期 雌激素

“你的脾气越来越暴躁，快到更年期啦！”“我心慌胸闷、潮热出汗，是不是到更年期了？”女性总是谈“更”色变，那么什么是更年期呢？

专家说

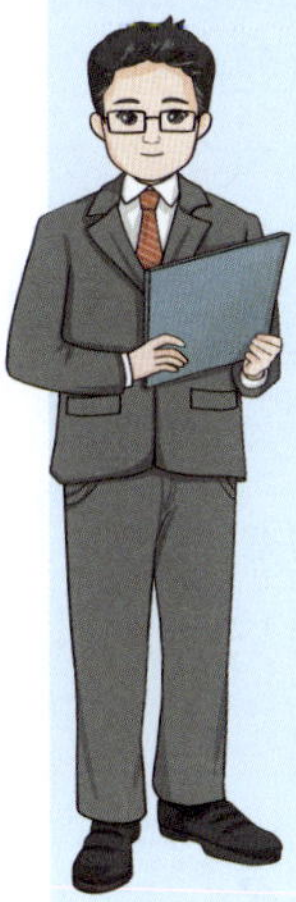

女性经历更年期，根本原因是卵巢功能的衰竭。卵巢是卵泡的储备库，卵泡能分泌大量的雌激素。在更年期这个阶段，卵巢功能明显衰退，卵泡数量明显减少，最终导致雌激素水平断崖式下降。雌激素是“维持女性年轻状态”的激素。雌激素能维持女性正常的月经周期和排卵期；有助于维持骨骼的健康和强度；能够降低心血管疾病的发生风险。雌激素参与调节体内的代谢过程，有助于维持女性的体型和代谢健康。雌激素有助于稳定女性的情绪、认知功能和睡眠质量等。更年期雌激素水平明显下降，就会出现各种临床症状和代谢紊乱。

我国女性进入更年期的平均年龄为 46 岁，绝经的平均年龄为 48~49 岁。大约 80% 的女性会出现更年期的各种症状。女性在更年期的早期症状包括月经紊乱，如月经周期不规律、经期持续时间长、经量增多或减少等；血管舒缩症状，如潮热出汗等；自主神经失调症状，如心悸、眩晕、头痛、失眠、耳鸣等；精神神经症状，如激动易怒、焦虑不安或情绪低落、记忆力减退等。中期容易出现泌尿生殖系统常见疾病，如阴道干燥、性生活困难、反复阴道感染、反复尿路感染。远期容易出现骨质疏松症、阿尔茨海默病、动脉硬化、冠心病等。

健康加油站

1. 更年期 即围绝经期，是女性绝经及其前后的一段时间，是女性从生育期进入到老年期的过渡阶段，历时短的仅 1~2 年，长的可达 10~20 年。

2. 绝经 指女性一生中的最后一次月经。绝经的真正含义是指卵巢功能的衰竭。

3. 绝经过渡期 指从绝经前生育期走向绝经的一段过渡时期，是从出现绝经趋势直至最后一次月经的时期。进入绝经过渡期的标志是 40 岁以上的女性在 10 个月之内出现两次相邻月经周期的变化，且月经周期长度变化 ≥ 7 天。

4. 绝经后期 指从绝经后一直到生命终止的这段时期。

5. 围绝经期 指女性绝经前后的一段时期，包括从出现绝经趋势起至最后一次月经的后 1 年。围绝经期包括了绝经过渡期和绝经后 1 年。

（沈太敏　帅　平）

2. 为什么更年期女性会出现月经紊乱

关键词

月经紊乱　卵巢功能

每个女性都不可避免地会经历更年期，这是一个充满变化的阶段，其中显著的变化之一就是月经紊乱。月经紊乱不仅会影响女性的生活质量，还可能隐藏着一些健康隐患。

专家说

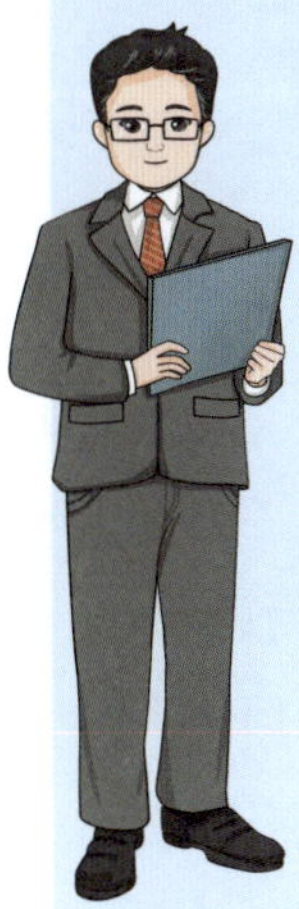

女性的生殖内分泌系统就像一个精心编排的乐团，下丘脑、垂体和卵巢如同乐队中的指挥与乐手，协同合作，分泌各种激素，其中雌激素和孕激素如同旋律中的高音与低音，相互配合，维持着月经周期的和谐稳定。

更年期的到来意味着女性的卵巢功能开始逐渐衰退。卵巢是女性生殖系统的重要组成部分，负责排卵并分泌雌激素和孕激素。这些激素在月经周期中扮演着重要角色。雌激素促进子宫内膜的生长，而孕激素则使子宫内膜为受精卵着床做好准备。

当卵巢功能下降时，雌激素和孕激素的分泌变得不规律。想象一下，卵巢就像一个仓库，以前每个月都会准时发货（排卵），现在由于库存不足（卵泡减少），发货变得没有规律。有时候几个月都不发货（不排卵），有时候突然发货（稀发排卵）。这种不规律的激素波动导致子宫内膜的生长和脱落也变得不规律，从而引起月经周期紊乱。

更年期女性月经紊乱的表现形式

1. 月经周期不规律 月经周期可能提前或延后，持续时间也可能变长或缩短。一项针对 500 名更年期女性的调查显示，约 80% 的女性出现了月经周期不规律的情况。

2. 月经量改变 据统计，约 60% 的更年期女性会出现月经量改变的情况。有些女性会出现经量减少，有些则会出现经量增多，甚至导致贫血。

3. 突然停经 少数女性的月经可能会突然停止，这种情况需要排除其他疾病。

健康加油站

更年期女性如何应对月经紊乱

首先，保持良好的生活习惯非常重要。均衡饮食、适当锻炼、规律作息和放松心情都有助于缓解月经紊乱的症状。其次，如果月经紊乱严重影响了生活质量，可以在医生的指导下进行激素替代疗法。激素替代疗法可以补充体内的雌激素和孕激素，使月经周期恢复正常。

（唐 静 帅 平）

3. 为什么更年期女性会出现潮热多汗

关键词

更年期 潮热多汗

每个女性都会经历从青春到暮年的转变，而更年期是这一过程中的重要阶段之一。在这个时期，许多女性会遇到一个令人烦恼的症状——潮热多汗。这背后其实隐藏着一些生理和心理的小秘密。

专家说

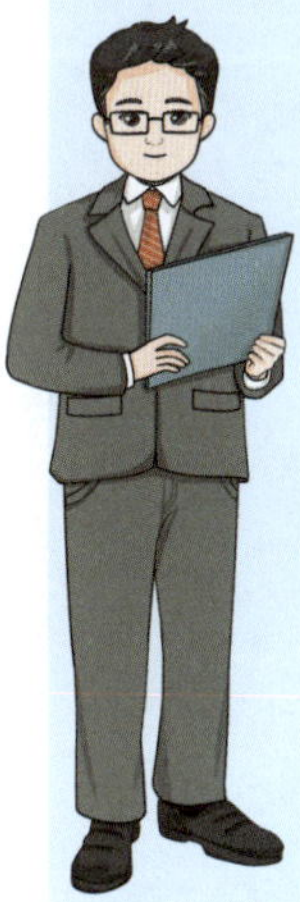

雌激素是一种非常重要的激素，它不仅影响生殖系统，还与大脑中的下丘脑有着密切的关系。下丘脑就像一个体温调节器，负责调节体温。在更年期，女性的卵巢功能逐渐衰退，这意味着体内的雌激素水平会明显下降。当雌激素减少后，下丘脑接收到的信号就紊乱了。它会误以为身体温度过高，错误地发出调节体温的指令。于是，身体开始启动散热机制。血管就像被打开的小水管一样，尤其是皮肤表面的血管，让血液大量流向体表。这样一来，身体散热增加，就出现了潮热的感觉。同时，身体为了更好地散热，汗腺也开始工作，大量分泌汗液，进而出现多汗的症状。

这种潮热多汗的情况可能会毫无征兆地出现，有时候在安静坐着的时候，有时候在晚上睡觉的时候，突然就感觉一股热流从胸口开始往脸上涌，皮肤发红发热，不停地出汗，给更年期女性带来不少困扰。

除了雌激素水平下降，还有一些外部因素也会诱发潮热多汗，如压力、辛辣食物、热食物、饮酒、吸烟、咖啡因等。这些因素让本来就处于“散热模式”的身体更加难以控制。

健康加油站

面对更年期的潮热多汗，女性朋友们不必过于担忧。首先，要了解这是一个正常的生理现象，很多女性都会经历。其次，可以通过改变生活方式、降低压力等方法来缓解症状。例如，保持良好的作息时间，避免熬夜；饮食清淡，避免辛辣和刺激性食物；适当运动，增强体质；学会放松心情，减轻压力。

如果潮热多汗症状严重，影响了日常生活，建议及时就医，寻求专业医生的帮助。医生会根据具体情况，制订个性化的治疗方案，如激素替代疗法等。

（唐 静 帅 平）

4. 为什么**更年期女性**要当心**焦虑、抑郁**问题

更年期作为女性从中年向老年过渡的特殊时期，是焦虑、抑郁问题的高发阶段，需要引起更年期女性自身及其家人的高度重视。

专家说

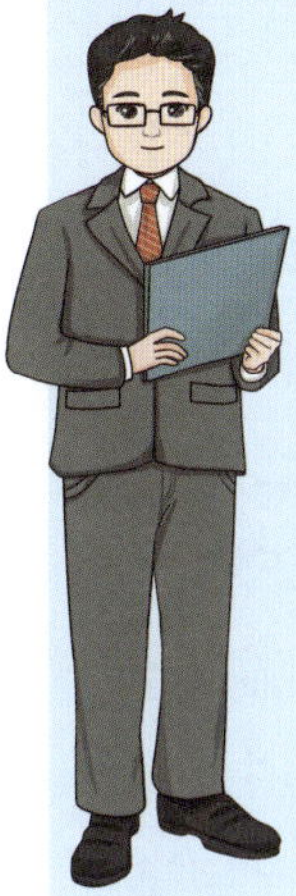

更年期女性卵巢功能减退，雌激素水平犹如坐过山车般起伏波动。雌激素在大脑中可是情绪管理员，参与血清素、多巴胺等神经递质的合成与调节，这些神经递质是一种神经传导物质，能够传递兴奋、开心的信息。一旦雌激素失衡，血清素水平可能像退潮般降低，导致抑郁情绪的滋生和蔓延。多巴胺功能若受到干扰，焦虑情绪便会悄然来袭，愉悦感也会随之溜走。

此外，更年期女性的生活就像进入了多事之秋。在生活及工作中长期处于这种负性情绪状态，心理防线极易被攻破。如果再加上家族中有焦虑抑郁的遗传因子，那么更年期女性就更容易陷入焦虑抑郁的情绪漩涡了。

焦虑和抑郁都是一种情绪障碍。更年期女性发生焦虑情绪会出现过度担忧、紧张不安、恐惧等。更年期女性出现抑郁情绪，会感到情绪低落、苦恼忧伤，觉得痛苦很难熬过去，会感到凡事都提不起兴趣，不能从平日的活动中收获乐趣。

焦虑和抑郁情绪会影响女性的心理健康和幸福感。长期焦虑和抑郁还可能导致身体上的症状，如失眠、食欲不振、疲劳、肠胃问题、身体疼痛等，同时还可能加重一些慢性疾病，如心脏病和糖尿病。

因此，我们一定要重视更年期女性的情绪问题。

关键词

焦虑　抑郁

健康加油站

当然面对情绪问题也不必过度担忧。不是每位更年期女性都会发生焦虑和抑郁，发生的比例为20%~30%。并且，也有方法来预防焦虑和抑郁。一方面，心理认知要先行，主动了解更年期知识，知晓身心变化是正常旅程。另一方面，主动进行情绪调节，如进行深呼吸，或者来一场冥想之旅；培养良好的兴趣爱好，让注意力从烦恼中转移；进行规律的运动锻炼，促进大脑分泌“快乐激素”；可以多吃富含维生素 B、维生素 D、ω-3 脂肪酸的食物，为大脑神经细胞提供“活力餐”；多参加社交活动，与家人朋友畅聊生活趣事。要是焦虑抑郁赖着不走且严重干扰生活，那就赶紧求助专业医生，借助他们的力量重回阳光地带。

（陈 军 帅 平）

5. 为什么更年期女性要当心尿路感染或阴道感染

更年期阶段，卵巢功能衰退，雌激素水平下降，这一变化成为了尿路感染与阴道感染风险上升的导火索。

专家说

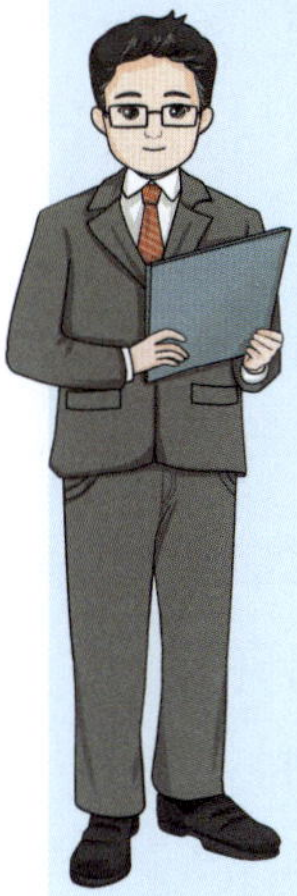

大于 50% 的更年期女性会出现泌尿生殖器绝经后综合征（GSM），主要表现为泌尿生殖道萎缩症状，出现阴道干燥、性生活困难及反复阴道感染，排尿困难、尿痛、尿急等反复发生的尿路感染。为什么在更年期这个特殊的时刻，泌尿生殖器绝经后综合征的发生率会这么高?

雌激素对于女性泌尿和生殖系统的健康有着极为关键的意义。更年期雌激素水平明显降低，阴道上皮会萎缩、变薄，血管减少、糖原减少，阴道内酸性环境被破坏，正常菌群平衡失调，这使阴道的抵抗力大幅减弱，极易遭受细菌、真菌等病原体的侵袭，进而引发阴道感染。常见的萎缩性阴道炎会让女性出现外阴瘙痒、灼痛、白带异常等不适症状。

在泌尿系统方面，雌激素的减少会导致膀胱、尿道黏膜萎缩、变薄，血管减少，膀胱及尿道黏膜处于相对缺血状态，尿道的自净能力变差。雌激素减少导致阴部萎缩、尿道缩短、尿道口和阴道口间的距离缩短、盆底肌松弛，细菌更易逆行而上，引发尿路感染。更年期女性一旦患上尿路感染，可能频繁遭受尿频、尿急、尿痛的困扰，严重的还可能引发肾盂肾炎等肾脏疾病，对身体健康造成长期的不良影响。

关键词

尿路感染　阴道感染

健康加油站

更年期女性为预防尿路感染和阴道感染，可从多方面着手。日常要特别注意个人卫生，坚持每天用温水清洗外阴，保持外阴清洁，但不能清洗阴道，以免破坏阴道的天然屏障。内衣裤要选择棉质、透气且宽松的款式，勤换勤洗，并在阳光下晾晒。饮食上，建议全谷物纤维饮食，吃足量的蔬菜和水果，每天饮用足量的水。保持规律的生活作息、避免熬夜，并适度运动。另外，建议更年期女性定期进行妇科检查和尿常规检查，以便及时发现潜在的感染。如果出现疑似感染的症状，如外阴瘙痒、尿频等，一定要及时就医，在专业医生的指导下规范治疗，顺利度过更年期。

（陈　军　帅　平）

6. 为什么更年期女性要注意预防阿尔茨海默病

女性在更年期时雌激素水平急剧下降，使大脑变得更加脆弱、衰老速度加快，会出现更多的认知功能问题。年纪轻轻就步入更年期的女性，出现阿尔茨海默病的风险更高。

专家说

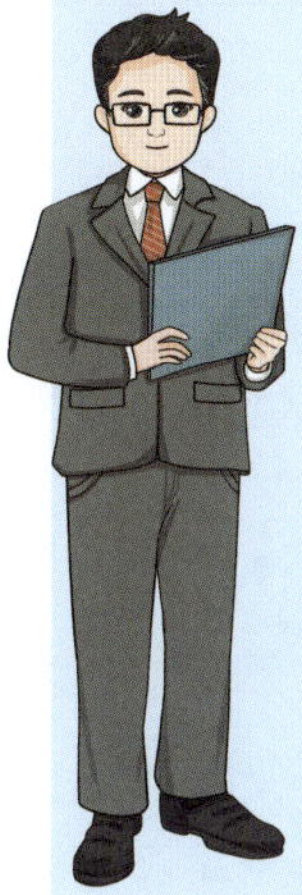

我们知道，雌激素对大脑有天然的保护作用。它能够调节乙酰胆碱的代谢，而乙酰胆碱是参与大脑记忆过程的重要神经递质，能够促进神经营养素的合成，保护大脑免受压力和炎症的损害；还能够促进脑区树突棘的生长，缓解记忆功能下降的的症状。此外，雌激素还会减少 β 淀粉样蛋白的聚集，从而可能延缓阿尔茨海默病的进展。因此，雌激素通过多种机制稳定女性的认知功能。

在更年期时，女性的卵巢功能进行性减退，雌激素水平急剧下降，意味着女性失去对大脑的天然保护作用。与同龄男性相比，更年期女性表现出更多的生物标志物异常，而这些生物标志物异常与阿尔茨海默病发病相关。而月经期开始较晚或结束较早的女性，其大脑中的 tau 蛋白（一种阿尔茨海默病的生物标志物）水平较高，出现阿尔茨海默病的风险更高。

此外，严重的更年期症状，如潮热和抑郁，也会对绝经后女性的认知功能产生负面影响。

关键词

更年期　认知功能

健康加油站

通过生活方式的干预，40% 的阿尔茨海默病是可以预防或推迟的。对更年期女性而言，选择良好的生活方式有助于降低阿尔茨海默病的风险。日常应多以低糖、低反式脂肪酸和低饱和脂肪酸饮食（植物性食物）为主，保持每周至少 150 分钟的中等强度有氧运动，戒烟限酒，保证每晚 7 小时的充足睡眠，积极应对生活中的各种困难和压力，和周围人群相互鼓励，积极参加益智活动和文化娱乐活动，这些都有助于提升认知储备，提高生活质量。

（帅　平　沈太敏）

7. 为什么更年期女性要注意筛查心血管疾病

更年期是女性生命中的重要转折点，雌激素水平的逐渐下降会增加心血管疾病的发病风险。因此，心血管疾病的筛查变得尤为关键。那么，为什么更年期女性更需要关注这个问题呢？

专家说

更年期女性特别需要关注心血管疾病的筛查，主要是因为这一时期女性体内的雌激素水平逐渐降低。雌激素不仅与生殖健康息息相关，还对心血管健康起着重要的保护作用。雌激素减少意味着心血管系统失去了一层天然屏障，容易受到伤害。

1. 血脂代谢异常　雌激素水平下降会导致血脂代谢异常，造成“坏胆固醇”（低密度脂蛋白胆固醇）

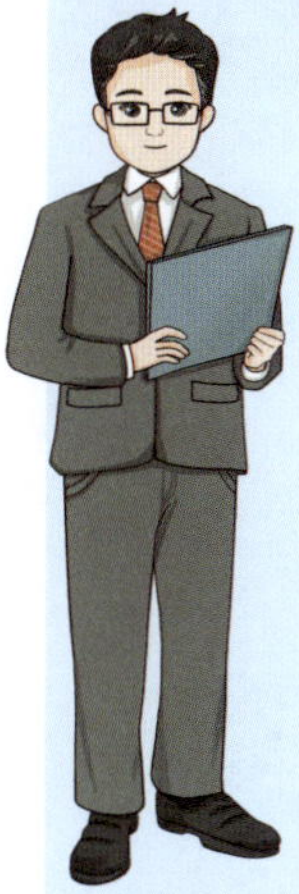

升高，同时“好胆固醇”（高密度脂蛋白胆固醇）水平下降。这种变化加速了动脉粥样硬化，增加了患心血管疾病的风险。

2. 血管弹性下降 随着年龄的增长，血管逐渐失去弹性，变得僵硬，从而引发高血压等问题，进一步加剧心血管疾病的风险。

3. 其他不利因素 更年期女性还常面临体重增加、运动量减少、精神压力增加等因素，这些看似微不足道的变化，实际上都可能推动心血管疾病的发生。因此，定期进行心血管疾病的筛查，对于更年期女性来说至关重要。

通过心电图、超声心动图、血压监测、血脂检查等手段，可以早期发现心血管系统的异常，为医生提供有力的数据支持，制订个性化的健康管理方案。这不仅能有效预防心血管疾病，还能在疾病初期采取干预措施，避免病情进一步恶化。

健康加油站

更年期女性面对心血管疾病的风险无须过度担忧。保持均衡饮食，增加富含膳食纤维的食物，减少高脂肪、高糖食物的摄入；选择适合自己的运动，如散步、瑜伽、太极，每周至少 150 分钟的中等强度运动；严格戒烟限酒，避免心血管风险因素；通过冥想、深呼吸等方式管理压力，保持愉快心情；每年进行一次全面健康体检，特别是心血管相关检查。这些积极的生活方式可以有效降低心血管疾病的发生风险。

（沈太敏　帅　平）

关键词

卵巢早衰　闭经

8. 为什么要预防卵巢早衰

据统计，约 1% 的 40 岁以下女性和约 0.1% 的 30 岁以下女性患有卵巢早衰。卵巢早衰是指女性 40 岁前出现闭经、卵泡刺激素 >40IU/L 和雌激素水平降低，并伴有不同程度的围绝经期症状，是早发性卵巢功能不全的终末阶段。卵巢早衰的发生无疑使女性面临更多的健康挑战，因此，预防卵巢早衰对女性的生理、心理健康具有重要意义。

专家说

卵巢早衰的病因

1. 遗传因素（占比 20%~25%），有阳性家族史的女性患病风险显著增加。

2. 医源性因素，如盆腔手术、盆腔放疗和化疗。

3. 某些自身免疫和内分泌疾病与卵巢早衰的发生相关。

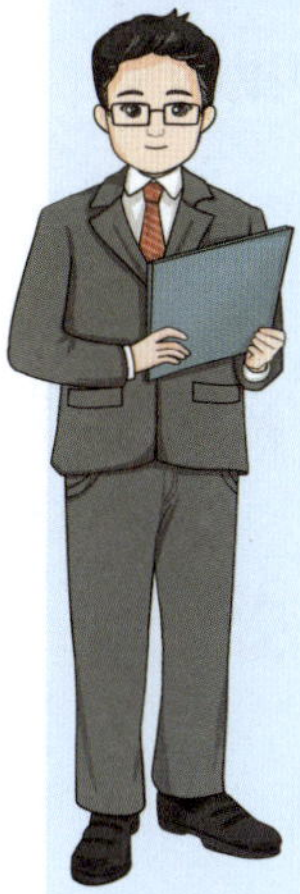

4. 感染因素，如细菌和病毒感染可能引起卵巢炎，继而响卵巢功能。

5. 环境中不良的理化因素和不良生活方式也可能影响卵巢功能。

卵巢早衰的危害

1. 月经规律的育龄期女性（年龄 <40 岁）出现闭经应该是最早引起重视的症状。值得注意的是，部分患者在闭经之前有月经紊乱的表现，此时应及时就诊，尽早发现有无早发性卵巢功能不全。

2. 卵巢早衰致不孕。不孕是卵巢早衰患者就诊和苦恼的主要原因，建议有卵巢早衰家族史者尽早计划怀孕。

3. 出现潮热、出汗等围绝经期症状。

4. 心悸、眩晕、头痛、失眠、注意力不集中、情绪波动大等也易发生，这是对女性生理、心理的极大考验。

5. 除了近期危害，卵巢早衰的远期损害也不容忽视。我国女性居民人均预期寿命是 80.88 岁，如果发生卵巢早衰，那么绝经后期有近 40 年，可能导致更长期、更严重的健康问题。泌尿生殖道萎缩症状，如阴道干燥、性交困难、反复阴道及尿路感染较健康女性提早发生。更重要的是，骨质疏松、动脉硬化、冠心病和认知功能下降的发病风险也明显增加，若不加干预，发病时间也会明显提前。

健康加油站

在日常生活中，我们需要尽量避免损害卵巢的行为发生，如避免吸烟、避免接触有毒有害物质，预防感染，养成良好的饮食、睡眠等生活习惯。同时，需要提高健康意识，预防和早发现卵巢功能减退，以便尽早应对，晚婚晚育人群应尤为注意。

健康云课堂

破解雌激素撤退后的血管危机

（唐　静　帅　平）

9. 为什么**健康饮食**可以**预防和减缓**将来的**更年期症状**

更年期的症状是指妇女在更年期出现的一系列躯体及精神心理症状，包括月经紊乱、潮热、出汗、心悸、失眠、情绪低落、激动易怒等。为什么坚持健康饮食可以预防和减缓这些症状呢？

专家说

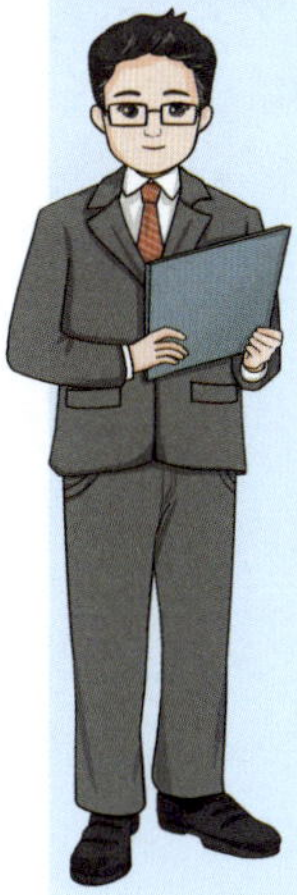

女性更年期相关症状与更年期女性体内雌激素、孕激素的比例失调及营养素的缺乏有关系。健康的饮食可以补充相关的营养素，为人体提供所需的营养、维持人体的运转和生理功能，从而预防和减缓更年期症状。

饮食要定时、定量、均衡，维持适宜体重。饮食结构多样化，粗细搭配，增加多种水果、蔬菜摄入，选择全谷物或高纤维食物等碳水化合物，有助于稳定情绪和调节肠道健康；尤其如维生素 B_6、维生素 B_{12} 等，避免或缓解头痛、不安、急躁、易怒等症状；少吃加剧潮热症状的食物，如酒精、辛辣刺激、高糖、高油和高盐食物，做到限盐（每日摄入量 <5g），控糖（包括含糖饮料，每日摄入量 ≤50g），少油（每日摄入量为 25~30g），限酒（每日酒精摄入量 ≤15g），足量饮水（每日饮水量为 1 500~1 700mL）。

缺铁也容易出现情绪急躁易怒、注意力不集中和精力缺乏等症状，可有意识地选择富含铁的高蛋白动物源性食物（如瘦牛肉、瘦猪肉、鸡、鸭、鱼等）。由于雌激素水平下降，容易出现高脂血症、高血压等心血管疾病。低脂饮食有助于控制血脂水平，减少动脉粥样硬化的风险，从而降低心血管疾病的发生率。减少饱和脂肪酸的摄入（小于总热量的 7%）、避免摄入反式脂肪酸，不吃油炸、油煎食物，少食含有动物脂肪、胆固醇的食物等。每周至少吃两次鱼类，还可选择食用亚麻籽、芝麻等坚果，增加多不饱和脂肪酸的摄入。

摄取富含钙和维生素 D 的食物（如牛奶、坚果、大豆及其制品等），坚持户外运动和晒太阳，增强免疫力，预防骨质疏松。其中大豆特有的大豆异黄酮，在结构上与雌激素相似，被认为是植物雌激素，可双向调节体内的雌激素水平，对稳定更年期妇女的内分泌水平有良好的作用。

健康加油站

50 岁以上和绝经后女性钙的推荐摄入量为每日 1 000mg，可耐受最高摄入量为每日 2 000mg。每日推荐摄入蔬菜 500g，水果摄入 250g。

更年期女性推荐体重指数（BMI）为 18.5~23.9kg/m^2，腰围最好小于 80cm。

（陈　军　唐　静）

10. 为什么规律运动可以预防和减缓将来的更年期症状

运动有益于预防和缓解更年期女性相关症状。有氧运动可改善激素水平、维持健康体重；抗阻练习可提高肌肉力量、缓解骨质疏松；身心运动可调节身体平衡，改善心理状态和睡眠质量。

专家说

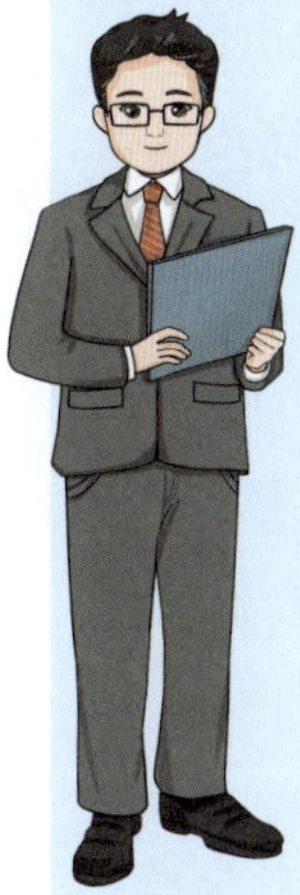

雌激素对女性身体起到保护作用，更年期女性卵巢功能衰退，雌激素分泌骤降，会增加出现肥胖、糖尿病、高血压、高脂血症等心血管疾病的风险。这个时期多做一些有氧运动，可以帮助平衡内分泌机制，还可以预防慢性疾病的发生发展。

运动可以让心肌收缩有力，全身血管弹性增强，从而心血管系统功能增强；运动可以增加肺活量，改善呼吸功能；运动可以使代谢增强，促进胃肠蠕动，提高消化功能；运动可以促进大脑血液循环，改善大脑的氧气和营养物质供应，延缓中枢神经系统的衰老过程。

更年期女性骨量丢失很快，严重时导致骨质疏松。抗阻练习有助于维持身体肌肉质量，增加骨骼刺激，降低肌少症和骨质疏松的风险。肌肉有力量了，腰背酸痛的症状也能得到一定缓解。除了有氧运动和抗阻练习，一些舒缓的身心运动也推荐尝试，如拉伸、瑜伽等，这类锻炼可以增强身体柔韧性和关节灵活度，预防跌倒，降低女性骨折风险。

不仅如此，经常锻炼还有助于提高睡眠质量，缓解焦虑、抑郁等不适情绪，帮助女性舒适地度过更年期，健康地迈入人生的下一个阶段。

健康加油站

建议每周进行 3~5 次有氧运动，如健步走、舞蹈、健身操等，每次 30~60 分钟，中等强度即可，也就是运动心率达到 170 减去自己的年龄，或比安静时心率增加 10%~20%，相当于每日步行 6 000 步以上的活动水平。

同时，增加每周 2~3 次，每次 20 分钟的抗阻练习，如靠墙静蹲、扶墙俯卧撑、站姿提踵、弓箭步等。可以利用碎片时间做一些平衡和柔韧性活动，如“金鸡独立”、脚跟到脚尖直线走、倒退走等。

除了修身，还要养心。瑜伽和冥想、普拉提、太极等身心运动，可以配合每天早晚各进行 15 分钟的腹式呼吸训练。

（陈　军　沈太敏）

11. 为什么建议部分女性使用激素减轻更年期症状

更年期的症状太让人困扰，为解决这些困扰，可以在调节生活方式、一般药物治疗的基础上，选择绝经激素治疗（MHT）。

专家说

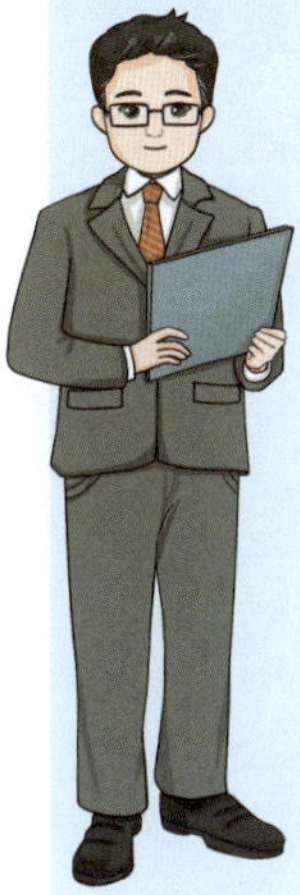

更年期女性会出现多种症状，如月经紊乱、潮热出汗、睡眠障碍、疲乏无力、情绪障碍等；有泌尿生殖系统相关症状，如阴道干燥、性生活困难、反复老年性阴道炎、反复尿路感染等；存在骨质疏松症高危因素、绝经后骨质疏松症、骨折风险等。

有上述症状及风险，就可以考虑 MHT。MHT 是采用补充雌激素、孕激素的方法，在缓解绝经相关症状的同时“治未病”，改善更年期的各种症状，预防中老年女性的慢性疾病，提高她们的生活质量。

使用 MHT 时要注意，存在下列情况是不能使用或者谨慎使用的。当有原因不明的阴道流血、乳腺癌、性激素依赖的恶性肿瘤、最近 6 个月内患有活动性血栓栓塞性疾病、严重肝肾功能障碍时，禁止使用 MHT。另外，有以下情况需要慎用，包括子宫肌瘤、子宫内膜异位症及子宫腺肌病、子宫内膜增生病史、有血栓形成倾向、胆石症、系统性红斑狼疮、类风湿关节炎、乳腺良性疾病及乳腺癌家族史等。

MHT 启动的时机

一般应从绝经过渡期开始，对有主观意愿的适宜女性尽早开展 MHT。女性年龄在 50~60 岁或者绝经时间 <10 年者，MHT 可作为一线治疗，但对于 60 岁以上女性则不建议再启动 MHT。

关键词

绝经激素治疗　更年期症状

健康加油站

MHT根据症状、个人史、检查结果、患者本人的偏好和期望等进行个体化药物的选择。如子宫切除的女性应用单雌激素补充方案；围绝经期或绝经后有完整子宫仍希望保持"月经"的女性应用雌孕激素序贯方案；绝经后有完整子宫但不想来"月经"的女性应用雌孕激素连续联合方案或替勃龙治疗。MHT有很多好处，但同时也存在一定风险，需要在医生的严密评估和严格随访下使用，让更年期女性在安全的情况下获得最大的受益。

（沈太敏　唐　静）

12. 为什么男人也有"更年期"

聊到更年期，大家第一反应一定是女人的专属，其实男人也有"更年期"！

专家说

男人更年期，到底是什么

男性并没有像女性那样经历一个明显的生理性"停经"过程，因此"男性更年期"这一术语可能不够

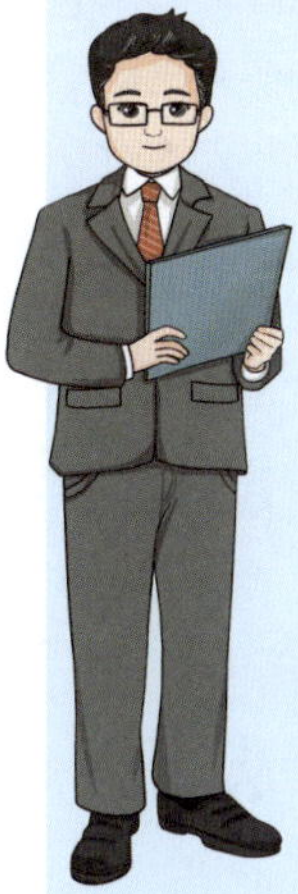

精确。男性的更年期，学名应该叫“中老年男性雄激素部分缺乏综合征”，也称“男性更年期综合征”“更年期忧郁症”等，简单来说就是睾酮的持续“断电”。

打个比方，女人的更年期是一夜之间天翻地覆，雌激素突然消失了，而男人的更年期就像一场慢慢发酵的疲惫期。随着年龄的增长，男人的睾酮逐渐开始“罢工”。20~30 岁，男人睾酮水平处于一生中的峰值。但从 30 岁开始，它以每年 1%~2% 的速度往下降。随着睾酮的逐渐耗竭，到了 50 岁左右，男性更年期也悄悄登场。

男性更年期的症状

1. 情绪异常 例如莫名其妙就心情不好了，领导一个眼神就能让他躲在厕所里反思一上午。

2. 容易累 明明以前能爬十层楼，结果最近爬三层楼就气喘吁吁。

3. 睡眠出现问题 以前躺下就能入睡，现在翻来覆去怎么也睡不着，睡着了还老是醒。

4. 出现“啤酒肚” 睾酮下降后，身体更容易储存脂肪，尤其是腹部。

5. 性生活质量下降 睾酮是维持男性性功能的关键因素，更年期男性睾酮分泌减少，可能引发性功能下降等问题。

健康加油站

别慌！虽然男性更年期是躲不开的，但并不意味着只能坐以待毙，这里有几个锦囊妙计。

1. 规律运动 运动是提升睾酮的好帮手。

2. 饮食 多吃含锌和维生素 D 的食物。

3. 心态放松。

4. 定期体检 40 岁以后，建议定期去医院体检，检查激素水平。

（帅　平　沈太敏）

三

骨关节功能衰退风险

13. 为什么晒太阳补钙要适度

关键词

补钙　日晒时间

晒太阳确实可以帮助身体合成维生素 D，从而促进钙的吸收和利用。但是，过度晒太阳却可能带来意想不到的危害。

专家说

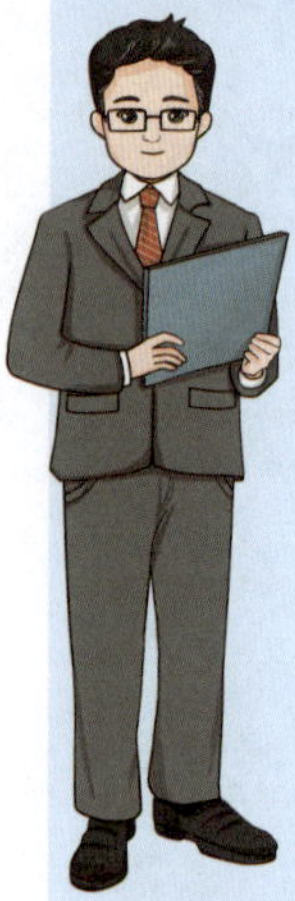

晒太阳补钙的原理在于阳光中的紫外线 B 能够促进皮肤合成维生素 D_3，而维生素 D_3 是钙吸收的重要辅助因子，能够起到增加钙摄入、抵抗骨质疏松的作用。但并不是晒太阳的时间越久越好，也不是暴露在阳光下的部位越多越好。如果晒太阳过度，不仅不能起到补钙效果，还可能引发一系列健康问题。

长时间暴露在阳光下，可能引起皮肤晒伤、光老化，甚至增加患皮肤癌的风险。紫外线也会对眼睛产生伤害，导致白内障等眼部疾病，同时还会削弱人体的免疫功能，增加感染病毒和细菌的风险。对于儿童和老年人来说，过度晒太阳还可能导致身体脱水，引发中暑等严重问题。

值得注意的是，不同人群对阳光的耐受能力不同。肤色较深的人由于皮肤中黑色素含量较高，对紫外线的防护能力相对较强，而肤色较浅的人则更容易受到紫外线的伤害。此外，季节、时间和地点的不同也会影响晒太阳的效果。在夏季中午时分，阳光中的紫外线强度最高，此时应尽量避免长时间暴露在阳光下。

健康加油站

在一天里面，比较好的晒太阳时间为 9:00—10:00 和 16:00—17:00。不过，“最佳日晒时段”的概念并不完全可靠，应用“影子原则”来选择晒太阳的时间段则更简单、有效，即当影子的长度短于身高时不宜出来晒太阳，因为这个时候的日光比较“毒”。研究表明，通常在夏日的太阳下，每天头面部和双手暴露在日光下 10~15 分钟，就足以帮助人体合成维生素 D。

总之，晒太阳补钙要适度，选择合适的时间和地点，控制晒太阳的时间，才能既享受阳光带来的好处，又避免过度晒太阳带来的危害。

（郭智萍　赵　静）

14. 为什么**膝关节病**越来越**年轻化**

膝关节病以膝关节疼痛和功能障碍为主要表现，本应是一种中老年病，但越来越多的年轻人也成为了患病的一员。

关键词 膝关节病 年轻化

专家说

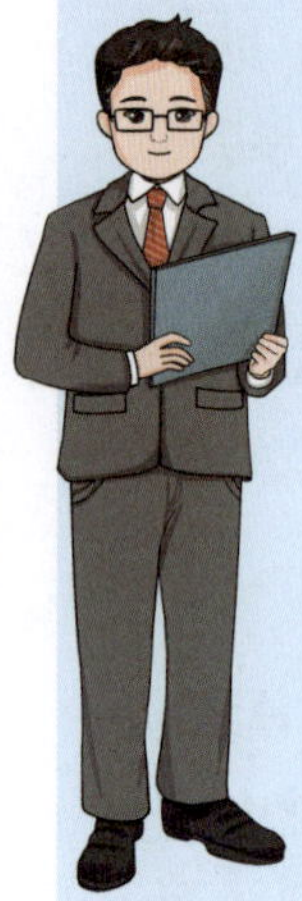

一提到膝关节病，普遍认为这是老年人的专利。近年来，这种老年病却呈现年轻化的发展趋势，其主要原因包括以下几点。

1. 运动习惯的改变 随着生活质量的提高，越来越多的年轻人开始参与到各种体育运动中。然而，一些剧烈的体育运动，如摔跤、足球、篮球、长跑等，容易导致膝关节损伤，从而引起膝关节病变。不科学的运动或运动前缺乏热身，以及关节超负荷运动，都可能导致关节软骨受到高强度或非正常的磨损，进而引发膝关节病。

2. 工作方式的改变 现代工作方式往往要求长时间坐在电脑前，缺乏必要的运动。这种长时间固定姿势的工作方式会导致肌肉力量下降，膝关节周围肌肉“废用性”萎缩，从而增加膝关节病的发生风险。

3. 不良生活习惯 部分女性由于长时间穿高跟鞋导致踝关节无法发挥其正常功能，就必须依靠膝关节的代偿来维持行走的稳定性，会使膝关节承受额外的压力，增加膝关节病的发生风险。当上下楼梯时，这种压力增加更为明显，膝盖长时间超负荷承重会导致膝关节病。体重过大也会使下肢关节承受更重的应力，加速膝关节软骨的磨损，从而引起膝关节病。

4. 其他因素 一些年轻人可能由于工作繁忙、生活压力大等原因，忽视了膝关节的健康状况，未能及时进行体检或治疗隐匿的膝关节损伤，从而加剧了膝关节病的发展。

健康加油站

为了预防膝关节病的年轻化，建议年轻人科学合理地安排运动时间和强度，避免过度运动和关节超负荷运动；保持健康的生活方式，包括合理饮食、控制体重、避免长时间固定姿势等；定期体检，及时发现并治疗膝关节问题；穿着舒适的鞋子，避免长时间穿高跟鞋；加强膝关节周围肌肉群的锻炼，提高膝关节的稳定性。

（郭智萍　赵　静）

关键词

腰椎间盘突出　慢性劳损

15. 为什么**腰椎间盘**会**突出**

根据多项研究和统计数据显示，腰椎间盘突出症在 20~50 岁的中青年人中的发病率超过 10%，并且近年来呈上升趋势，成为严重影响人类劳动能力的顽疾，为什么腰椎间盘会突出？

专家说

在正常情况下，腰椎间盘经常承受体重的压力，腰部又经常进行屈伸活动，其受的挤压应力及磨损很大，日常生活中都有哪些腰椎间盘突出的常见原因呢？

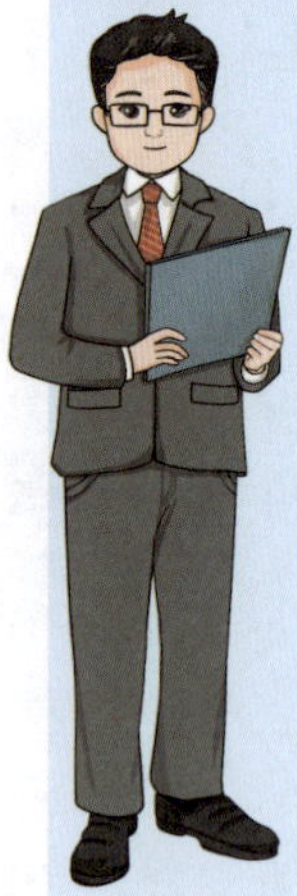

一是慢性劳损。长期弯腰劳作或久坐，不仅损伤腰部肌肉，其实更损伤腰椎间盘。久坐时受力点主要集中在下腰椎，特别是久坐不动、坐姿不正确时，腰椎两侧肌肉由于张力不平衡，会引起肌肉、韧带劳损，破坏腰椎稳定性；坐位时，上半身呈前倾的姿势，腰椎间盘所承受的压力会更大。

二是腰部扭伤。当腰椎猛然屈伸、旋转姿势不当或超过小关节活动范围时，腰椎后方小关节内滑膜易被挤入关节面之间，造成滑膜嵌顿，甚至小关节紊乱，椎间盘纤维环裂伤，肌肉痉挛。腰扭伤虽然不是个大毛病，但若经常扭伤，易引起腰椎间盘突出。

三是急性外伤。通常由于外力作用，如棍棒的打击。此外，由于自身的肌肉扭转，如搬重物或者急速地扭转腰部，其力量超过腰部肌肉最大负荷时，可以导致急性腰损伤。

四是因受寒湿而发病。寒湿可使小血管收缩和肌肉痉挛，两者都可影响局部的血液循环，进而影响腰椎间盘的营养；肌肉紧张或痉挛，可增加对腰椎间盘的压力，这对已有变性的腰椎间盘，可以造成进一步的损伤，因而可发生腰椎间盘突出。

健康加油站

预防腰椎间盘突出的小妙招

针对办公一族，应在坐 1 小时左右后，起身活动 5~10 分钟，进行腰椎各方向的活动，加强腰部肌肉力量，增加腰椎的稳定性，防止腰椎间盘突出。

在日常生活中，要注意安全，预防损伤。采取正确的劳动姿势，避免不必要的损伤。坐车时要扶好扶手，不要在车上睡觉以避免急刹车时，由于惯性使腰部受到损伤。拾物要下蹲，抬物时要先屈髋屈膝（半蹲）不要直接弯腰，以免腰部扭伤。

平时注意腰部保暖，避免腰部受凉。夏天不要让空调或风扇直吹腰部，也不要在过凉的地面上睡觉；冬天外出时也要多穿厚衣服。

（郭智萍　赵　静）

16. 为什么中青年人需要进行颈椎 X 线筛查

颈椎病在日常生活中十分常见，世界卫生组织公布的“全球十大顽症”中，颈椎病排名第二，仅次于心脑血管疾病。

专家说

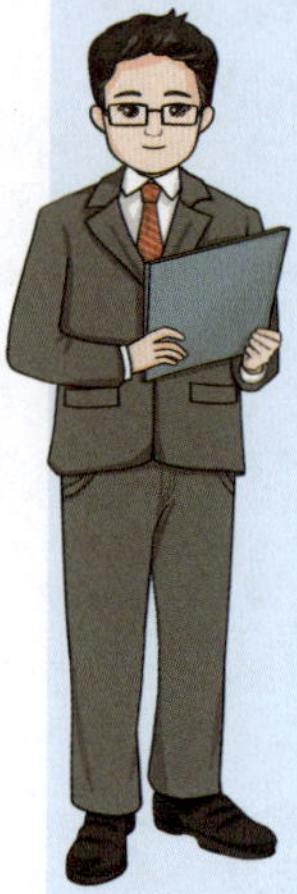

随着社会分工及人们工作、生活方式的改变，颈椎病不断频发，且发病呈低龄化趋势。调查显示，我国颈椎病发病率为 17.3%，中青年人中 20~40 岁人群颈椎病患病率高达 59.1%。主要原因有以下几点。

1. 长时间低头 长时间低头使用电子设备会导致颈椎承受额外的压力，引发颈椎生理曲度的改变。

2. 不良坐姿和睡姿 长时间保持不良的坐姿或睡姿，如颈部前伸、头部过度后仰或扭曲，都可能对颈椎造成压力。

3. 缺乏运动 缺乏运动会导致颈部肌肉和韧带的僵硬和紧张，降低颈椎的灵活性和稳定性，从而增加颈椎病的发生风险。

X 线检查是诊断颈椎病的重要手段之一，中青年人群进行颈椎 X 线筛查有助于早期了解患者颈椎的健康状况，并进行健康干预。有些颈椎增生退变及先天发育不良的人群也可以通过 X 线进行早期排查，实行早期干预并制订运动处方，从而避免颈椎病的继续加重；早期的 X 线筛查可以及时发现并发疾病，预防其他疾病发生。

健康加油站

颈椎病发生贯穿于人的日常生活和工作中。因此从生活中预防是防止颈椎病发生的重要环节。我们应从以下几个方面着手。

1. 保持良好的姿势，避免长期的低头劳作；睡眠时，应保持头颈部在一条直线上，避免扭曲，颈部稍高于头部，可以起到良好的放松作用。

2. 避免头颈部外伤。在体育锻炼、日常工作、交通活动中易遭致颈部外伤，良好的姿势及保护措施是避免其发生的重要措施。

3. 避免风寒湿邪侵袭。注意保暖、防潮是保护颈椎的另外一个重要措施。

4. 功能锻炼。在颈椎病非发作期应以功能锻炼为主，做左顾右盼、拔项、项臂争力、“米”字操、回头望月等活动，还可做体操、打太极拳、练八段锦等导引术。

（郭智萍　赵　静）

17. 为什么不同**仪器检查**的**骨密度**结果不一样

关键词

双能X射线吸收法　超声波骨密度检测　定量计算机断层扫描

检测骨密度有多种方法，不同仪器检测结果可能不同，同一人、同一种机器检测的结果也可能不同。

专家说

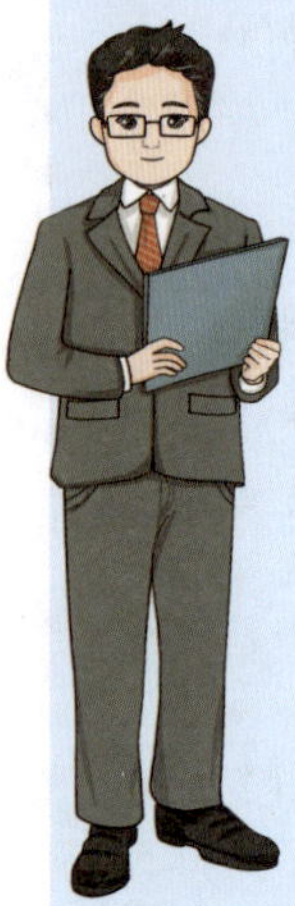

我国骨质疏松的防治面临患病率高，知晓率、诊断率、治疗率低（“一高三低”）的严峻挑战。骨密度检测有助于筛查高危人群，做到早期预防。我国已经将骨密度检测项目纳入 40 岁以上人群常规体检内容。为什么同一个人检测到的骨密度结果会不同呢？

首先，仪器设备性能不同、测量原理不同、测量部位不同，都会影响骨密度测量的结果。常用的骨密度测量方法有双能 X 射线吸收法（DXA）、超声波骨密度检测、定量计算机断层扫描（QCT）等。DXA 利用 X 线吸收来测量骨矿物质含量，常用的测量部位是腰椎、髋部，其准确性受到骨骼大小的影响，骨骼大的患者高于骨骼小的患者。超声骨密度利用超声波的反射和传播速度来评估骨密度，一般选用前臂中下 1/3 作为测量点，测量结果受到软组织厚度和分布的影响。QCT 可以对骨组织不同区域进行单独分析，目前应用较多的是脊柱和髋部，其结果不受骨骼大小、肥胖、骨赘及血管钙化的影响，但其辐射剂量高于 DXA。

其次，同一人在同一种机器下测量的结果也有所不同。同一型号的设备，由于设备间的校准差异，也可能导致结果不一致。

此外，不同时间身体的活动水平、饮食、用药情况（减肥药、他汀类药物、利尿药）也会影响骨密度水平。

健康加油站

如何选择适合自己的骨密度检测方法

目前，国内外公认的骨质疏松症诊断标准是基于 DXA 检测的结果。如果是初步筛查，考虑到辐射问题和检测效率，首选超声骨密度，如果需要确诊指导用药，建议选用 DXA 或 QCT。

（郭智萍　赵　静）

18. 为什么**运动**可以增加**骨密度**

生命在于运动，经常运动的人骨量更稳定，而缺乏运动容易导致骨质疏松和骨折。运动作为一种低成本、安全且非药物性的干预措施，被证实能够有效减缓骨质流失，并促进骨密度的提升。运动真的有那么大魔力吗？

关键词：运动　骨密度

专家说

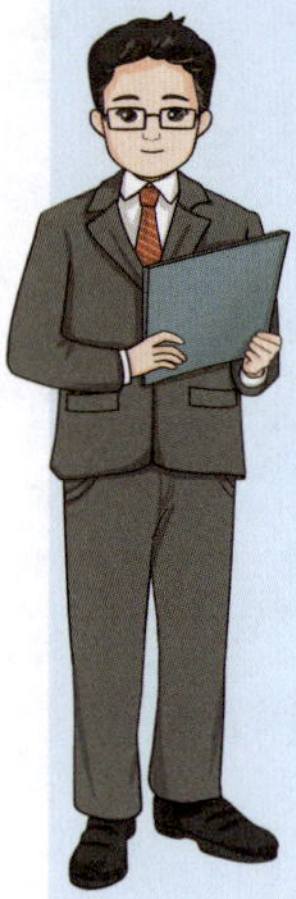

适当运动会影响所有年龄段的骨骼强度和质量，可以通过多种机制促进骨密度的增加。在运动时，骨骼受到重力和肌肉收缩产生的持续机械负荷刺激，这种刺激有助于增加肌肉的力量和耐力，同时优化骨结构，如体操训练对青少年和成年女性骨骼健康都有积极的影响。

规律的有氧运动不仅能够提高心肺功能，还能增加局部的血液循环，促进血液中的钙离子从破骨细胞转运至成骨细胞，增强营养成分的吸收，进而促进骨密度的提升。同时运动过程中运动频率越高、时间越久，对骨应力的刺激作用就越大，越能够促进骨细胞的生成、代谢，分泌生长因子，同时分泌蛋白质形成骨基质，促进骨组织的再生，增加骨矿化，提高骨密度。

骨密度降低会导致骨质疏松，没有得到及时治疗的严重患者甚至无法站立、行走，影响着生活质量。在日常生活中，养成良好的生活习惯，坚持适量运动才能有效提高骨密度。

健康加油站

什么运动可以增加骨密度

推荐能够增加骨骼强度的负重运动，如散步、慢跑、太极、体操、跳舞等，以及具有弹力和柔性的抗阻运动，如引体向上等。

在选择运动时，应重视差异和循序渐进的原则，根据自己的喜好和身体状况选择合适的运动项目，并贵在长期坚持。当然，运动提倡适量，超强度的有氧运动不仅不会增加骨密度，反而可能通过影响下丘脑—垂体—性腺轴，间接降低血液中雌激素浓度，从而对骨密度产生不利影响。

（郭智萍　赵　静）

19. 为什么**膝关节**会有**积液**

在正常的膝关节中会存在 2~5mL 的关节液，这些液体能起到润滑的作用；但当关节滑膜组织受到损伤或刺激时，滑膜会产生过多的液体形成积液，引发关节疼痛。

关键词

膝关节积液　滑膜组织

专家说

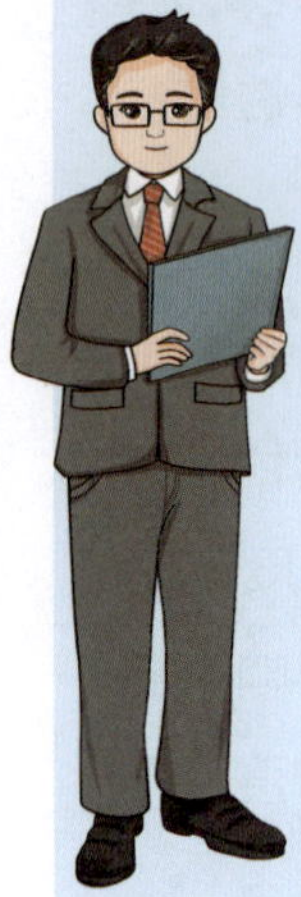

膝关节是人体最大且最复杂的滑车关节，仅仅靠一个狭小的接触面支撑着整个身体，而为了保护膝关节，关节滑膜会分泌关节液，以起到润滑、减震作用。这就像在轴承上涂了润滑油，对关节的正常功能非常重要。此外，关节液还可参与关节软骨的营养代谢。

正常膝关节腔内有少量的生理性关节液，起到润滑关节、营养软骨的作用。当关节内的滑膜组织受到损伤或刺激，如某些关节病变或全身性疾病，滑膜表面正常的吸收和分泌功能受损，导致积液产生而无法及时吸收，就会形成关节积液，导致关节疼痛、肿胀、屈伸活动受限等症状。

过多的膝关节积液往往是病理性原因，出现膝关节积液的原因非常复杂，受凉、感染、外伤、劳损等都是其常见原因。比如年轻人在运动中出现急性损伤，半月板、韧带等创伤刺激滑膜，导致滑膜损伤，产生积液；骨质增生、细菌感染、关节退行性改变或滑膜本身病变等，也可形成积液。此外，严重贫血、低蛋白血症、慢性肾炎、痛风等全身性疾病也会导致关节积液。

健康加油站

如何预防膝关节积液的产生

首先，应控制体重，低盐低脂饮食，多吃高钙食物，适当晒太阳；其次，注意保护关节，适当进行体育锻炼，量力而行，避免长时间高强度的运动锻炼；最后，要积极治疗原发性疾病，如贫血、低蛋白血症、慢性肾炎等。

膝关节积液出现时，该怎么治疗

首先，需要适当休息，减少活动，避免过度劳累，可减少滑液分泌、促进滑液吸收；其次，可在康复理疗师的指导下进行康复锻炼；如果症状较为明显，需要前往医院就诊，进行进一步的治疗，如药物治疗、物理治疗、手法推拿按摩、局部封闭、手术治疗等。

（李　涛　赵　静）

20. 为什么中青年人应该进行25-羟维生素D检测

我国超过1/5的成年人血清25-羟维生素D水平达不到维持骨骼肌肉健康所推荐的水平，维生素D缺乏已成为我国公共卫生问题之一。

关键词

25-羟维生素D 日光暴露

专家说

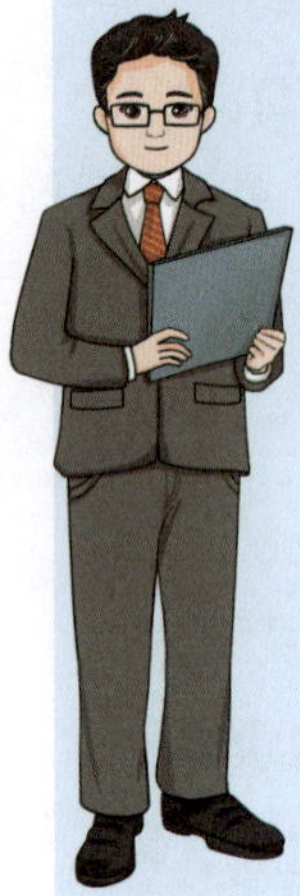

维生素 D 是人类必需的一种脂溶性维生素，主要在阳光照射下经皮肤合成，也可从饮食中少量摄取。维生素 D 的主要作用是参与调节人体内钙、磷代谢，维持骨骼神经肌肉系统的正常功能。近年来，大量研究证实维生素 D 还对机体免疫功能具有调节的作用。

25- 羟维生素 D [25-（OH）D] 是血液中维生素 D 的主要循环形式，稳定性好，它的血清浓度水平是反映维生素 D 营养状况的最佳指标。许多年轻人在体检时发现 25-（OH）D 水平偏低，这已成为了中青年人群体检发现的常见健康问题。

导致中青年人 25-（OH）D 水平偏低的主要原因是阳光直接暴露不足。中青年人群大多久坐于办公室，工作时间与日照时间重合，长期处于密闭的室内环境中，缺乏足够的户外运动，导致暴露于阳光下的时间显著减少，所以在阳光照射下经皮肤合成的维生素 D 随之减少，进而出现 25-（OH）D 水平偏低。

长期维生素 D 缺乏会影响人体内钙的吸收与利用，可能导致成年人出现骨质软化症或骨质疏松症。此外，长期维生素 D 缺乏还可能影响免疫系统的正常运作。研究证实，人体内维生素 D 水平的降低会增加心血管疾病、糖尿病、肺结核等多种疾病的发生风险。

健康加油站

增加日照是预防维生素 D 缺乏的最经济有效的办法。中青年人应适当增加户外活动，经常晒太阳，保持足够的紫外线照射，哪怕短暂十几分钟的日照，也能有效促进维生素 D 的合成。然而，大家需要注意的是，隔着玻璃晒太阳或涂抹防晒霜等方式，由于隔绝了紫外线，也会阻碍皮肤合成维生素 D。对于难以获得足够日光的人群，适当的维生素 D 补充剂也是一种有效的选择，但最根本的改善方法还是要调整生活方式，增加日常活动和阳光暴露，确保维生素 D 的足够供给。

（李　涛　赵　静）

21. 为什么中青年人更要关注踝关节

中青年人踝关节损伤非常常见，如果没有引起重视和规范处理，可能会导致慢性踝关节炎，严重时可能影响日常活动。

关键词：中青年人　踝关节损伤

专家说

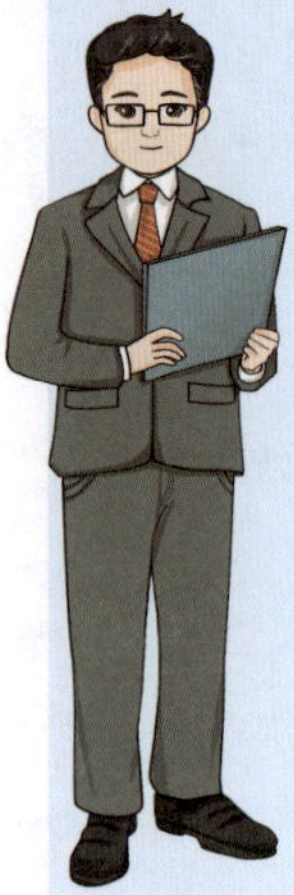

踝关节是我们人体的大关节之一，是由胫骨、腓骨下端关节面和距骨滑车构成的滑车关节，相比于膝关节，踝关节承受了较小的剪应力和旋转力，但它几乎承担了身体的全部重量。在所有运动损伤中，踝关节损伤的发生概率是第一位的，而大部分踝关节损伤最初可能仅仅只来自“崴脚”。

踝关节的韧带具有非常强的修复能力，大部分的“崴脚”患者可通过规范的保守治疗完成自我修复，但仍有一部分人在踝关节损伤后，X线检查虽未显示骨折，但需要警惕韧带损伤、距骨骨软骨损伤、骨挫伤的可能；如果没有经过规范处理，会造成踝关节习惯性扭伤，形成慢性创伤性踝关节炎，导致关节老化，严重时可能影响患者的日常生活和工作。

近年来慢性踝关节创伤性骨关节炎的发病年龄出现了逐步年轻化的趋势，在喜欢锻炼的中青年人中，踝关节的损伤更为突出，临床主要表现为踝关节疼痛、肿胀，继发跛行，进而影响患肢行走功能。因此，在中青年人群中，踝关节损伤必须在早期引起足够的重视。

健康加油站

中青年人如何预防踝关节损伤

首先，在运动锻炼前要进行充分的热身，让身体在运动之前做好的准备；其次，运动时穿着合适的鞋子，尽量寻找比较平坦的路面，佩戴合适的护具；最后，适当锻炼以增强踝关节周围的肌肉力量，如平衡板运动训练，包括单腿站立训练、下蹲训练、弓步训练和核心训练等。

（李　涛　赵　静）

22. 为什么中青年人应该进行骨密度检测

近年来，越来越多的中青年人也开始面临骨密度下降的问题。研究发现，生活方式、饮食习惯、遗传因素等都可能影响骨密度。因此，定期进行骨密度检测显得尤为重要。

关键词

中青年人 骨密度检测 骨质疏松

专家说

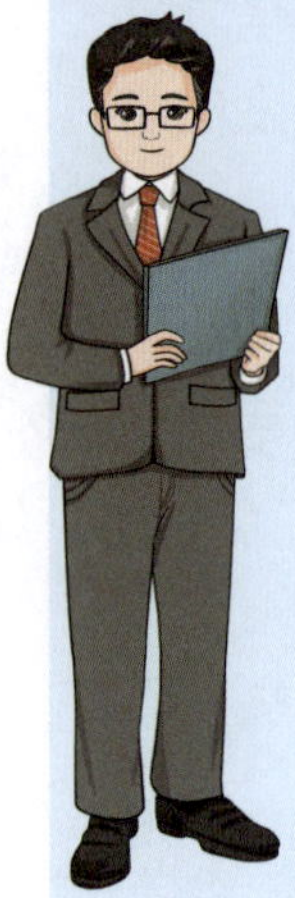

中青年人往往因为健康观念不成熟，缺乏足够认知等因素忽视了骨密度检测的重要性。骨密度在 30 岁左右达到峰值，之后开始逐渐下降，许多骨科专家和营养学家建议中青年人应定期进行骨密度检测，尤其是家族中有骨质疏松病史，或者患有影响骨骼健康的慢性疾病（如糖尿病、甲状腺疾病等）人群。长期缺乏锻炼、吸烟或过量饮酒以及饮食不均衡的人群，以及摄入钙和维生素 D 不足的人群也应当定期进行骨密度检测。

中青年时期骨密度的高低直接影响晚年的骨骼健康。骨密度低的人群在老年时更容易发生骨折，尤其是髋部和脊椎的骨折，这不仅影响生活质量，还可能危及生命。然而，骨密度的维护是一个长期的过程，需要从年轻时就开始关注。骨密度的减少往往是一个缓慢的过程，早期可能没有明显症状。通过骨密度检测，可以及早发现骨密度的减少，及时采取干预措施，如调整饮食、增加锻炼等，以减缓骨密度的流失，中青年人通过骨密度检测可以评估这些不良生活习惯对骨骼健康的影响，并及时调整。如果家族中有骨质疏松症病史者，进行骨密度检测尤为重要，可以帮助他们了解自己的遗传风险，并采取相应的预防措施。

健康术语

骨密度

骨密度是指单位体积内骨组织的矿物质含量，通常用来评估骨骼的强度和健康状况。

健康加油站

如何检测骨密度呢

骨密度检测有以下几种方法：双能X射线吸收法（DXA）、定量计算机断层扫描（QCT）、超声波骨密度检测。

骨密度的检测频率

1. 35岁以上女性和40岁以上健康男性 每2~3年检查一次。

2. 绝经后女性 每1~2年检查一次。

3. 55岁以上男性 每年检查一次。

4. 慢性疾病（如糖尿病、类风湿关节炎）患者 每6~12个月检查一次。

5. 长期使用糖皮质激素者 每6个月检查一次。

（李 涛 赵 静）

三

记忆和认知减退风险

23. 为什么说**生理性健忘**和**轻度认知功能障碍**不是一回事

关键词

生理性健忘 轻度认知功能障碍 认知测试

在日常生活中，我们常会有忘记事情的时候，比如忘记钥匙放哪儿了，或者想不起一个熟人的名字。但有些时候，这种健忘可能是患上了轻度认知障碍等更严重的问题。那么，生理性健忘和轻度认知功能障碍到底是不是一回事呢？

健康术语

轻度认知功能障碍

轻度认知功能障碍是介于正常衰老和痴呆之间的一种过渡状态，患者会出现比正常衰老更明显的记忆问题，以及在语言、注意力、执行功能等其他认知领域出现轻度损害。

认知测试

认知测试用于检测个体在记忆、语言、注意力、执行功能等多个方面的表现，以区分正常衰老和认知功能障碍的一种方法。常见的认知测试包括记忆力测试、语言能力测试、注意力测试等。

专家说

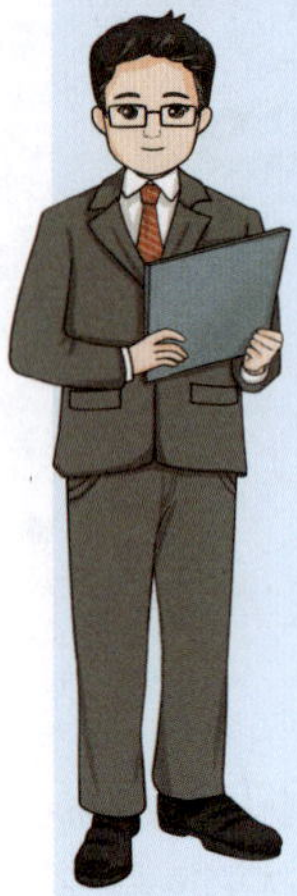

生理性健忘是一种普遍现象，通常随着年龄的增长而显现。例如，我们偶尔会忘记手机的放置位置，但不久后便能回忆起来。这是因为我们的大脑在处理大量信息时，偶尔会出现一些小的“疏漏”。这种健忘通常不会对我们的日常生活产生重大影响。

相比之下，轻度认知功能障碍则是一种介于正常老化和痴呆之间的状态。患者可能会频繁地忘记重要事项，如约会、服药等。他们还可能在语言表达、注意力集中、计算能力等方面遇到困难。若不及时干预，轻度认知功能障碍有可能演变为痴呆。

如何区分生理性健忘与轻度认知功能障碍

首先，可以观察健忘的频率和严重程度。如果只是偶尔遗忘一些琐事，并且能够迅速回忆起，那么很可能是生理性健忘。然而，如果经常忘记重要事项，并且对日常生活造成了影响，那么就应警惕可能是轻度认知功能障碍。

其次，可以进行一些基础的认知功能测试，如记忆力测试、语言能力测试等。如果测试结果表明存在问题，那么应及时前往医院神经内科进行更深入的检查。

健康加油站

生理性健忘一般可以通过调整生活方式来预防和改善，如保持良好的睡眠、减轻压力、多与人交流、多进行脑力活动等。而轻度认知功能障碍则需要根据具体情况进行治疗，可能包括药物治疗、认知训练、心理治疗等，早期发现和治疗可以延缓病情的发展，提高患者的生活质量。

（褚 熙 赵 静）

关键词

合理膳食 认知功能

24. 为什么合理膳食与提高大脑认知功能有关

作为人体的“司令部”，大脑掌控着我们的思维、记忆、情感与行为，时刻消耗着大量能量，以维持复杂的神经活动，而这些能量源于我们的饮食。食物会为大脑注入源源不断的动力，但是不良的饮食也会对大脑造成伤害。因此，应该如何“聪明”地吃？

专家说

合理膳食可以帮助身体抵御疾病，相反，不良的饮食习惯危害显著。例如，长期高糖饮食可引起大脑能量供应不稳，引发头晕、注意力不集中等症状；过度节食或碳水摄入不足，会导致思维迟缓、记忆力减

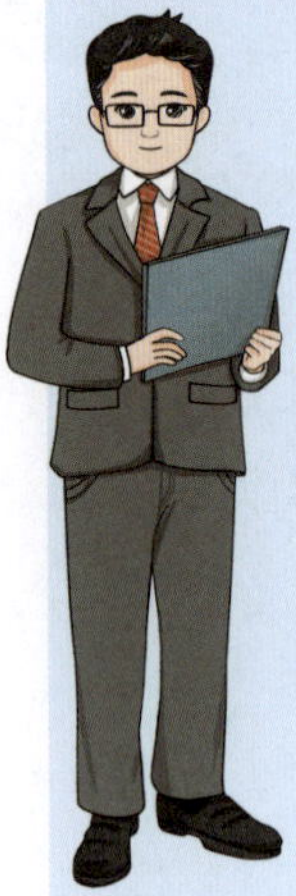

退；油炸食品和加工肉类食用过多易诱发慢性炎症，破坏大脑神经元，加速衰老；高盐饮食会升高血压，损伤血管内皮细胞，影响大脑供血；蛋白质摄入不足则影响神经递质合成，致情绪障碍、睡眠变差，干扰大脑功能。此外，营养不良会持续影响痴呆病程，合理膳食对认知功能至关重要。

合理膳食模式对认知功能有益。在地中海 - 得舒延缓神经退行性变饮食（MIND）、地中海饮食和得舒饮食（DASH）模式中，MIND 饮食在降低轻度认知障碍、阿尔茨海默病及血管性痴呆发生风险方面效果更佳。慢性炎症时，炎症介质进入大脑，干扰神经递质合成与释放，影响学习和记忆，而抗炎饮食从不同方面发挥抗炎作用，保护大脑神经细胞，维持神经递质平衡，从而改善认知功能。

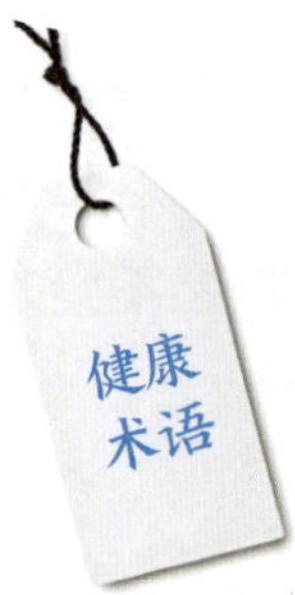

MIND 饮食

MIND 饮食即“地中海 - 得舒延缓神经退行性变饮食”，它融合了地中海饮食和得舒饮食的部分特点，取两者之长，是一种专门为保护大脑健康、延缓神经退行性疾病而设计的饮食模式。

抗炎饮食

抗炎饮食倡导多食用蔬菜（如绿叶蔬菜、十字花科蔬菜），水果（尤其是浆果类），以及全谷物、豆类、坚果籽类、鱼类、橄榄油等。同时，限制高糖、高盐、高脂肪食物，以及加工食品、油炸食品的摄入。

（褚　熙　赵　静）

关键词

运动　认知能力　大脑健康

25. 为什么运动对提升中年人的**记忆力**和**认知能力**有效

“运动是良医”的道理已经逐渐被大家认识和接受，运动不仅可以强身健体，还能提升记忆力和认知能力。运动是如何发挥健脑作用的呢？

健康术语

海马体

海马体是大脑中一个重要的结构，位于大脑的内侧颞叶，形状类似于海马，因此得名。它在记忆形成和存储过程中起着至关重要的作用，尤其是与空间记忆和情景记忆相关。

专家说

运动对于增强记忆力和认知能力的作用机制

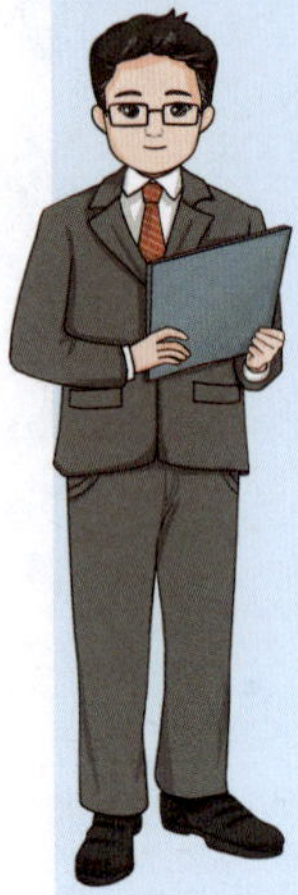

1. 运动促进大脑的血液循环。例如，慢跑和游泳等有氧运动，能够增强心脏的泵血功能，从而使血液中的氧气和营养物质更高效地输送到大脑。大脑获得充分的“补给”，神经细胞的健康状况也随之提升。

2. 运动可促进神经细胞的增殖与分化，尤其在海马体等区域增加新生神经元的数量，从而增强神经发生能力。

3. 运动能够提升脑神经的可塑性，主要通过加强突触形成、优化神经网络连接以及促进神经环路重构，从而提高学习记忆与信息处理效率。

4. 运动还能促进内啡肽等物质释放，改善心理状态，减轻压力、焦虑和抑郁症状。

5. 运动能够促进海马体的生长发育，增加其体积和神经元数量，从而提升记忆力。

所以，运动能够显著提升记忆力和认知能力，通过科学合理的运动计划，中年人可以有效地延缓认知功能的衰退。

健康加油站

有氧运动（如快走、慢跑、游泳）在改善注意力、处理速度等方面比较好，抗阻训练（如举重、做俯卧撑）在改善短时记忆和工作记忆方面比较好，因此，建议采用多种运动形式相结合，可以更全面地改善认知功能。

建议保持规律的运动频率：每周至少进行 150 分钟的中等强度有氧运动，或 75 分钟的高强度有氧运动，同时每周进行 2 次以上的抗阻训练。另外，要注意循序渐进，量力而行，根据自身的健康状况和体能水平，逐步增加运动强度和时间，避免过度疲劳。

（褚 熙 赵 静）

关键词

睡眠不足 认知功能

26. 为什么**睡眠不足**会影响**认知功能**

在忙碌的现代生活中，熬夜工作或娱乐的情况很常见，睡眠不足不仅让人感到疲倦，还会直接影响大脑的效率和处理信息的能力。

健康术语

深度睡眠

深度睡眠也称“慢波睡眠”，是睡眠过程中的一个阶段，此时身体进入深度休息，肌肉张力进一步降低，心率和呼吸变得非常缓慢和规律，血压下降，身体的代谢率降低，体温下降，脑电波频率减慢，有助于将短期记忆转化为长期记忆，巩固日间的记忆和学习。

专家说

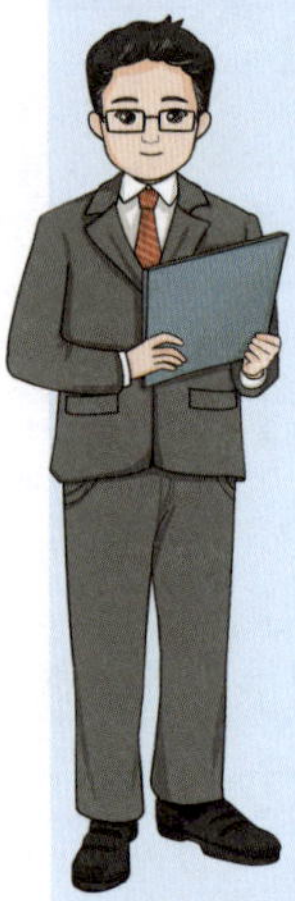

睡眠对大脑来说，就像是对电脑进行重启一样，良好的睡眠可以帮助大脑清除一天中积累的代谢废物，而睡眠不足则让认知功能显著下降。深度睡眠是巩固记忆的关键时期，这时大脑会把白天学到的短期记忆变成长期记忆，而睡眠不足让记忆巩固变得困难，导致学的新知识和收取的新信息很快就忘了。当需要回忆信息时，睡眠不足会让记忆提取变得困难，导致反应迟缓、准确性降低。例如，在考试或工作中，我们可能会突然“卡壳”，无法及时准确地回忆起所需的知识或数据。

睡眠不足会打破大脑中与情绪调节相关的神经递质（如血清素、多巴胺等）的平衡，导致情绪波动加剧。情绪不稳定会干扰认知功能的正常发挥，导致人们在面对复杂问题、压力或挑战时，难以保持冷静和理智，影响决策。

因此，改善睡眠质量和保证充足的睡眠时间，能有效提升认知功能，增强记忆力、注意力、情绪调节能力和决策能力，从而在学习、工作和生活中表现得更加出色。

健康加油站

为了保持认知功能的最佳状态，成年人建议每晚保证 7~9 个小时的优质睡眠。改善睡眠质量的方法包括保持一致的睡眠和起床时间，创造一个安静、舒适和黑暗的睡眠环境，以及避免在睡前使用电子设备。充足的睡眠可以维持大脑的最佳工作状态，增强记忆力，提高日间的认知功能和工作效率。

（褚 熙 赵 静）

关键词

认知功能 褪黑素

27. 为什么**手机使用过度**会导致**记忆力下降**

随着智能手机的普及和使用频率的增加，上网时间过长、过度依赖和使用手机的现象日益普遍。这种长时间沉迷于手机的行为，可能会对我们的记忆力和整体认知功能产生一系列不利的影响。

专家说

频繁出现的手机提醒、社交软件推送和通知会打断人们的注意力，当试图同时处理多个任务时，大脑需要在两者间频繁切换，消耗大量认知资源，致使注意力分散，减少了深度思考的时间，从而影响了信息的深度加工和长期记忆的形成。

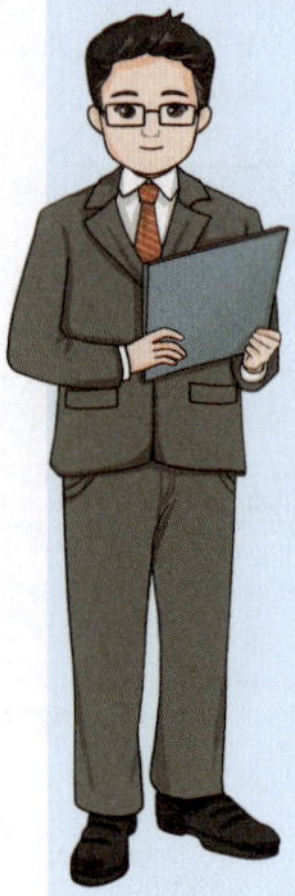

过度依赖手机还会减少面对面交流的机会，而面对面交流能提供丰富的非语言信息，有助于更好地理解和记忆。并且社交互动对大脑社交认知功能的发展至关重要，可锻炼多种能力，促进大脑整合信息与形成记忆。过度使用手机却阻碍了这一进程。

此外，智能手机屏幕发出的蓝光会抑制褪黑素的产生，干扰睡眠-觉醒周期，导致入睡困难、睡眠质量下降，睡眠时间不足，导致大脑无法有效整合和存储新信息，严重影响记忆巩固与提取，记忆力难以提升。同时，频繁使用手机，特别是浏览社交媒体的应用程序，可能引发焦虑、抑郁等情绪问题，焦虑会使注意力过度集中于负面信息，抑郁会导致认知迟缓，影响信息处理速度与准确性，削弱记忆力，使记忆和回忆信息变得困难。

健康术语

多任务处理

多任务处理指个体在同一时间或极短时间间隔内，尝试同时执行两项或更多任务的现象，多任务处理涉及大脑多个区域协同工作。

褪黑素

褪黑素是一种由松果体分泌的激素，是调节人体睡眠-觉醒周期的重要内源性物质。它能够作用于大脑中的特定受体，影响神经元的活动，从而诱导自然睡眠，提高睡眠质量。

健康加油站

为了保护记忆力和认知健康，建议合理规划使用手机的时间。可以尝试以下方法来减少手机使用，比如设定特定的“无手机时段”，尤其是在吃饭时和睡前避免使用手机。使用实体书而非电子设备阅读。参与更多社交活动和户外运动，减少对手机的依赖。

（褚 熙 赵 静）

关键词

认知功能筛查 脑认知健康管理

28. 为什么中年人也要**筛查认知功能**

认知功能下降常被视为老年人的专属现象，其实中年人也应对此保持警觉。何时该向专业医生求助？认知功能的定期检查可以发现和解决哪些问题呢？

健康术语

认知功能筛查

认知功能筛查指依据临床表现，利用认知功能筛查工具、辅助检测和影像检查等手段，对潜在患病对象的认知功能等状况进行初步检查。

脑认知健康管理

脑认知健康管理指对个体或群体的脑认知健康进行全面监测、评估，提供健康咨询和指导并对认知障碍患者、认知障碍高风险人群进行干预的全过程，是预防、延缓认知障碍进展的重要手段，也是健康管理的重要组成部分。

专家说

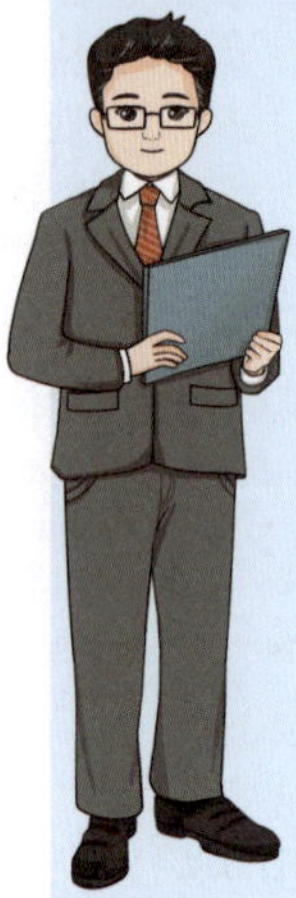

认知功能下降常常是悄然出现的，在痴呆症状出现前 10~14 年就可能已经出现了大脑生物标志物的改变。有时候人们可能只是感觉到比以前更容易忘事，或者解决问题的速度变慢，这些微妙的变化很容易被忽视，但通过系统的筛查，医生可以识别这些变化，并采取适当的措施来应对。

专业医生在评估过程中会依据筛查对象的年龄、文化程度、语言背景等个体差异，选择合适的筛查工具，如量表、问卷等，医生还会综合其生活方式、疾病史、实验室检查、影像学检查等体检结果，全面评估后分为认知障碍低风险人群、高风险人群和患病人群。对于患病人群，要接受神经内科专科医生诊治，如果发现时还没有进展到临床症状阶段或者说只是存在认知功能下降的风险，健康管理师和认知训练师会制订涵盖生活方式、慢性疾病风险因素干预和治疗、认知训练等综合措施的干预计划。认知功能的变化是动态过程，应该接受医生定期评估和长期随访，及时调整干预方案与措施，从而进行脑认知健康管理。

健康加油站

建议年龄在 50 岁以上或者年龄在 40 岁以上，合并痴呆风险因素或有痴呆家族史的人群接受认知功能的筛查。认知障碍的筛查内容除了年龄、性别、遗传背景和家族史等，还包括可干预的风险因素，如教育程度、听力损失、头部外伤、心脑血管疾病、糖尿病、血脂异常、超重或肥胖、吸烟和酗酒、抑郁状态、社交和身体活动的缺乏等，通过改变上述危险因素可有效预防近半数（45%）痴呆病例的发生。

（褚　熙　赵　静）

关键词

认知训练　认知功能　神经可塑性

29. 为什么**认知训练**可有效**改善记忆力**

记忆力并非不可逆转地衰退，通过认知训练可以得到有效改善和提升。那么，作为一种非药物干预手段，认知训练是如何发挥作用的呢?

健康术语

认知训练

认知训练是指应用多种认知任务提升认知功能的干预方法，这些认知任务涵盖注意力、记忆力、语言能力、执行功能、空间感知等多个认知领域；通过设计多样化的练习，如记忆游戏、逻辑推理题、语言表达练习、注意力集中训练等，对大脑进行反复刺激与锻炼。

专家说

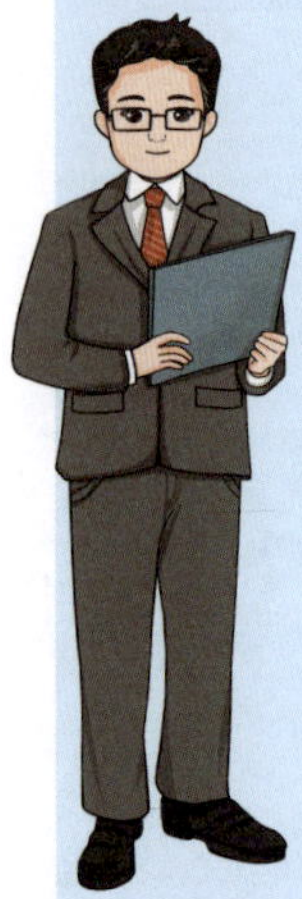

认知训练宛如大脑的专属健身房，能有效促进大脑神经元之间的连接。当人们反复练习并积极学习新技能时，大脑会形成新的神经通路与突触连接，就像城市交通网络越发达，信息传递和存储就越便捷，从而显著提高记忆力。

在训练过程中，通过记忆练习，如联想记忆、故事法、图像记忆等，会引导我们对信息进行深度挖掘与处理，而经过深度加工的信息，更易被大脑编码为长期记忆。

此外，认知训练还如同整理书架一般，帮助大脑将新信息与已有的知识结构建立索引，便于记忆的存储与检索，让人们能迅速回忆起相关信息。

健康加油站

因为大脑的认知功能是复杂多样的，涉及记忆、注意力、逻辑思维等不同领域，认知训练既要全面覆盖，又要个性化设计。随着科技的发展，虚拟现实技术和人工智能辅助技术的结合进一步提升了训练效果。每次认知训练时间最好不少于 30 分钟，每周训练次数不少于 3 次，持续训练的总时长不低于 20 小时。这样才能让训练对大脑产生持续且有效的刺激，达到改善认知功能的目的。

（褚 熙 赵 静）

第五章

健康干预秘籍

运动能力测评与运动秘籍

1. 为什么在健康体检中需要做**运动测评**

关键词：运动测评 潜在风险 安全性

运动测评能够评估个人运动能力，揭示潜在风险，并据此制订安全有效的运动计划，确保运动过程的安全性。

健康术语

心肺功能

心肺功能是指心脏泵血及肺部吸入氧气的能力，是心脏和肺部器官协同工作以满足身体需要氧气和排出二氧化碳的能力。

专家说

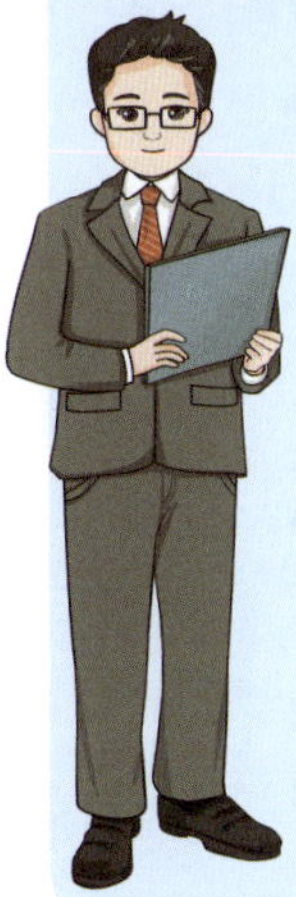

运动测评在健康体检中扮演着至关重要的角色，特别是对中青年人而言，其重要性不容忽视。

首先，运动测评能够预知身体的潜在风险。传统的健康体检往往是在疾病已经显现后进行诊断和治疗，但运动测评则更进一步，能够在疾病尚未发作之前就揭示出潜在的健康问题，这对于中青年人来说尤为重要。由于工作繁忙、生活节奏快，中青年人往往忽视了自己的健康问题，而运动测评通过评估个人的运动能力，尤其是心肺功能水平，能够敏锐地捕捉到心血管疾病的早期迹象，发现常规体检不易检出的疾病，从而助力及早控制疾病进展，实现全面的健康管理。

其次，运动测评能够根据个人的具体情况制订个体化的运动方案。每个人的年龄、性别、身体状况都各不相同，因此，适合的运动方式和强度也会有所差异。通过运动测评，可以了解个体的身体素质和运动能力，从而为其量身定制一份个性化的“运动处方”。这份处方不仅能够提高运动效果，还能够有效避免运动损伤和心血管意外的发生。对于中青年人来说，了解自己的身体素质，明确运动锻炼的目标，有助于其更加科学、有效地进行运动。

再次，运动测评还能够提高运动的安全性。不科学的运动方式和强度往往会对身体造成损害，甚至引发严重的健康问题。而运动测评则能够指导个体选择适合的运动方式和强度，确保运动的安全性和有效性。同时，通过运动测评，还可以了解个体在运动过程中的身体反应和适应情况，从而及时调整运动方案，避免潜在的健康风险。

最后，运动测评在推动健康促进和慢性疾病预防方面也发挥着重要作用。通过有针对性的运动干预，可以有效阻断、延缓疾病的发生和发展，提高慢性疾病患者的生活质量，降低医疗成本。

对于中青年人来说，积极参与运动测评，不仅有助于保持身体健康，还能够为未来的健康生活打下坚实的基础。

健康云课堂

为何要做专门的运动体检呢

（郝小燕　王　鹏）

关键词

运动能力　个性化训练计划

2. 如何测评与提高运动能力

中青年人应通过科学测评了解自身运动能力，并制订个性化训练计划，以提高运动能力，从而保持身体健康，提升生活质量。

健康术语

肩部旋转测试

肩部旋转测试是一种通过主动或被动旋转肩关节来评估其活动范围、疼痛反应及功能障碍的临床检查方法。

专家说

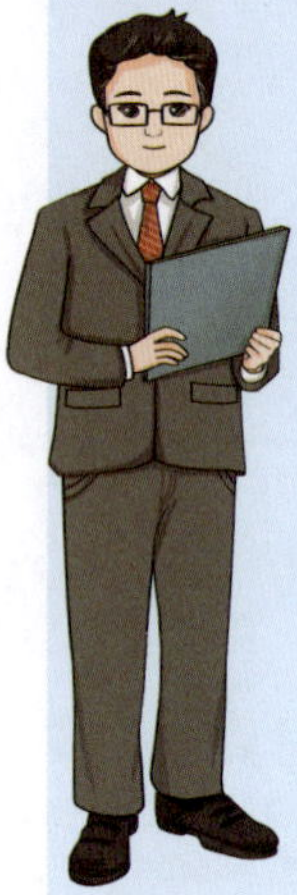

对于中青年人而言，测评与提高运动能力是保持身体健康、提升生活质量的重要一环。首先，测评运动能力是制订个性化训练计划的前提。运动能力的测评包括多个方面，如心肺耐力、肌肉力量、柔韧性等。心肺耐力的测评可以通过跑步测试来实现，如 12 分钟跑测试，通过测量在规定时间内跑动的距离来评估心肺功能；肌肉力量的测评可以通过一些简单的动作来完成，如深蹲等，观察完成动作的次数和质量；常见的柔韧性测评有坐位体前屈测试、肩部旋转测试和腿部抬高测试，这些测试能够直观地反映身体各部位的伸展能力和灵活性。通过科学的测评方法，中青年人可以清晰地了解自己的运动能力现状，为制订提升计划提供依据。

了解了自身的运动能力后，便是如何有效提高运动能力。提高运动能力需要综合考虑多种因素，制订个性化的训练计划。有氧运动如慢跑、游泳和骑自行车，能够有效提高心肺耐力，增强心血管系统的功能。力量训练则可以通过使用哑铃、杠铃或自身重量来进行，有助于增加肌肉量和提升肌肉力量。同时，柔韧性训练也不容忽视，通过静态拉伸和动态拉伸相结合的方式，提高关节的灵活性和肌肉的伸展能力。在训练过程中，要注意循序渐进，逐渐增加训练的强度和难度，避免过度训练导致的运动损伤。此外，合理的饮食和充足的休息也是提高运动能力的重要因素，为身体提供足够的能量和恢复时间。

对于中青年人来说，提高运动能力不仅仅是为了追求更好的身体表现，更是为了保持身体健康、预防慢性疾病。通过科学的测评和个性化的训练计划，中青年人可以有效提升运动能力，增强身体的综合素质。同时，运动还能带来心理上的愉悦和放松，有助于缓解工作压力和生活压力。因此，中青年人应该重视运动能力的测评与提高，将运动融入日常生活中，享受运动带来的健康和快乐。通过持续的努力和坚持，相信每个人都能够拥有更好的身体状态和生活质量。

健康云课堂

如何获取规范的运动指导方案

（王　鹏　江孙芳）

3. 如何对**自我运动能力**进行初步评估

通过体能测试和运动能力评估，能够制订出个性化的锻炼计划，从而有效提升个人的日常生活表现。

健康术语

中等强度运动

中等强度运动是指心率达到最大心率的55%~74%，呼吸加快但仍能进行完整对话的有氧活动。

专家说

在追求健康与活力的道路上，了解并评估自己的运动能力至关重要。自我运动能力评估不仅能帮助我们制订合适的锻炼计划，还能有效预防运动损伤，提升运动表现。那么，如何进行这一初步评估呢？

首先，可以从简单的体能测试开始。例如，尝试进行 1 分钟的跳绳测试，记录自己能够连续跳绳的心率情况，成年人跳绳对应的心率范围为最大心率的 55%~74%，此为中等强度，能大致反映心肺耐力和协调性。也可进行俯卧撑测试，记录完成的次数，以此评估肌肉耐力。20~29 岁男性一般水平为 17~21 个，良好水平为 22~28 个，优秀水平为 29~35 个，女性一般水平为 10~14 个，良好水平为 15~20 个，优秀水平为 21~29 个；30~39 岁男性一般水平为 12~16 个，良好水平为 17~21 个，优秀水平为 22~29 个，女性一般水平为 8~12 个，良好水平为 13~19 个，优秀水平为 20~26 个。

除了体能测试，还可以关注自己在日常生活中的表现。例如，爬楼梯时是否感到气喘吁吁，步行一定距离后是否容易疲劳，这些都是评估心肺功能的重要指标，如爬1~2 层即感到明显气促、需要在中途休息，提示心肺功能或下肢肌力不足。同时，观察自己在运动后的恢复情况，如心率恢复速度、肌肉酸痛程度等，也能间接反映身体的耐力和恢复能力。如运动后，心率在 1 分钟内下降至少 12 次是正常表现。运动后心率恢复不良是造成室性心律失常的危险因素。

当然，自我评估只是初步了解运动能力的一种方式，其准确性可能受到多种因素的影响。因此，在条件允许的情况下，建议寻求专业教练或医生的帮助，进行更为全面和准确的评估。可以根据自身身体状况、运动目标等因素，制订个性化的评估方案，并提供专业的指导和建议。

总之，自我运动能力评估是一个简单而有效的过程，能帮助我们更好地了解自己的身体状况，为制订科学的锻炼计划提供有力依据。让我们从今天开始，学会倾听身体的声音，用科学的方法评估自己的运动能力，享受健康、快乐的运动与生活吧！

（郝小燕　王　鹏）

4. 如何测评和增强
肌肉力量素质

关键词

肌肉力量 抗阻训练

通过科学的测试方法进行有效的抗阻训练，可以增强肌肉力量，提升身体机能。

专家说

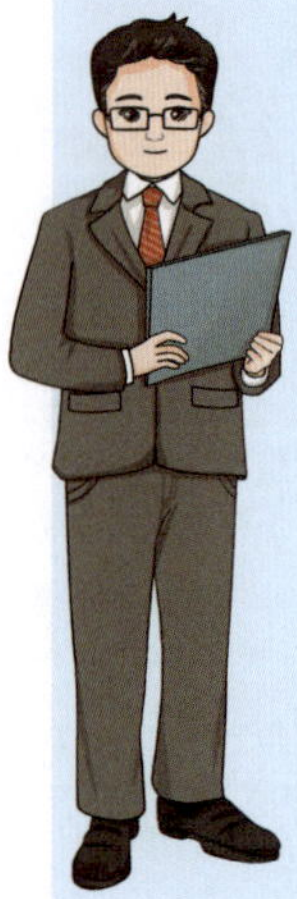

肌肉力量素质

肌肉力量素质指人体肌肉做功时克服内外阻力的能力，是体育运动的基础素质之一。包括了最大力量、速度力量、力量耐力等不同形式。测评和增强肌肉力量素质是提升整体健康水平和运动表现的重要一环。测评肌肉力量可以通过多种方法来实现。常用的测试方法包括最大力量测试，即让受试者进行单次最大负荷的举重以评估肌肉的最大力量；重复最大力量测试，即受试者在一定的重量下进行多次重复，通常是8~12次，以评估肌肉耐力和力量；等速肌力测试，即应用专门设备测量在不同角速度和角度下的肌肉力量；功能性运动测试，即通过一些常见的运动如深蹲、引体向上等，评估个体的整体力量和协调性。测试方法的选择应根据个体的具体情况和目标来确定，以确保测试的安全性、有效性和准确性。

测评之后，制订增强肌肉力量的锻炼计划尤为重要。抗阻训练是增强肌肉力量最有效的方法，可以选择自由式器械训练、固定器械训练或自身体重训练。自由式器械训练，如哑铃、杠铃、弹力带等，重量阻力可自由选择调整，但需要在抗阻的同时控制运动轨迹和模式完成练习，所以可同步提升核心稳定性和整体肌肉协调性。固定器械训练采用可提供抗阻运动的方向和活动轨迹的器械进行，适合初学者以及需要增强特定肌肉群的人群使用，常用设备如倒蹬架、史密斯机、腿弯举器械等。自身体重训练利用身体或肢体的自重为负荷完成练习，常见的如直抬腿、俯卧撑、引体向上等，能够在没有专门设备或场地的情况下灵活进行。此外，高强度间歇训练结合了力量训练与有氧运动，能够在短时间内有效提升肌肉力量与耐力。

在实施锻炼计划的过程中还需要注意保持良好的饮食习惯，摄入足够的蛋白质、碳水化合物和脂肪，为肌肉生长和修复提供必要的营养。保证每天 7~8 小时的高质量睡眠同样重要，这是让身体得到充分休息和恢复的关键因素。定期评估训练效果，通过肌力测试、形体变化和运动表现来综合判断锻炼的有效性，并根据评估结果适时调整锻炼计划。

（葛　杰　王　鹏）

5. 如何测评与增强**柔韧性**

关键词：柔韧性 科学测评

对于中青年人而言，科学测评柔韧性并制订个性化提升计划，结合规律且科学的拉伸练习，对预防运动伤害和提升生活质量至关重要。

健康术语

柔韧性

柔韧性是指关节及其周围肌肉、韧带等软组织在特定方向上伸展和活动的能力，直接影响运动功能表现并降低损伤风险。

专家说

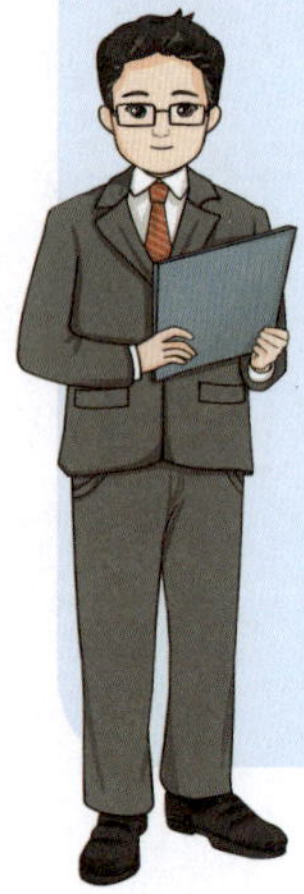

对于中青年人而言，保持良好的柔韧性对预防运动伤害、提升生活质量至关重要。

首先，测评柔韧性是制订个性化提升计划的前提。常见的柔韧性测评方法包括坐位体前屈测试，能直观地反映腰部和大腿后侧肌肉的伸展能力；还有肩部旋转测试，通过测量手臂围绕头部旋转的范围，评估肩关节的灵活性。此外，可以尝试进行腿部抬高测试，观察在保持身体直立的情况下，腿部能抬高的最大角度，以此判断髋关节和大腿前侧肌肉的柔韧性。这些测试简单易行，可以在家中或健身房轻松完成，帮助大家了解自己的柔韧性现状。

了解了自己的柔韧性水平后，接下来便是如何有效提升。

增强柔韧性的关键在于规律且科学的拉伸练习。静态拉伸是提升柔韧性的基础，要求在无疼痛感的范围内，缓慢地将肌肉拉长并保持一段时间。可以选择在运动后进行全身性的静态拉伸，帮助肌肉放松和恢复。动态拉伸则更适合在运动前作为热身活动，通过一系列缓慢而有控制的动作，模拟运动模式，增加肌肉温度和关节的灵活性，降低运动伤害的风险。

值得注意的是，增强柔韧性并非一蹴而就，需要持之以恒的努力和运用正确的方法。在拉伸前，进行适当的热身活动，如快走或慢跑，提高肌肉温度，增加拉伸效果。拉伸时应保持呼吸自然，避免憋气，每个动作持续 15~30 秒，重复 2~4 次，感受肌肉的轻微拉伸感而非疼痛。同时，结合力量训练和有氧运动，在提升柔韧性的同时，增强肌肉力量和心肺功能，实现身体综合素质的全面提升。

（郝小燕　王　鹏）

6. 如何测评和提升个人的运动平衡性

关键词
运动平衡性 核心肌群

运动平衡性测试能帮助中青年人全面评估自身的平衡能力，从而预防跌倒和运动损伤。通过运动平衡性测评，可以了解自身平衡能力的现状，为制订针对性的提升计划提供依据，进而保持身体健康、提升生活质量。

健康术语

核心肌群

核心肌群是指围绕脊柱、腹部和骨盆区域的深层与浅层肌肉群，主要功能是维持身体稳定、传递力量并控制姿势，为四肢运动提供基础支撑。

专家说

平衡性是指人体所处的一种稳定状态，以及不论处在何种位置、运动或受到外力作用时，能自动调整并维持姿势的能力。对于中青年人来说，测评和提升运动平衡性不仅是提高运动表现的需要，更是预防跌倒、避免运动损伤的重要措施。

个人运动平衡性的测评可以通过多种方法进行。静态平衡测试是其中一种基础方法，如单腿站立测试，要求受试者在不扶任何物体的情况下，单脚站立尽可

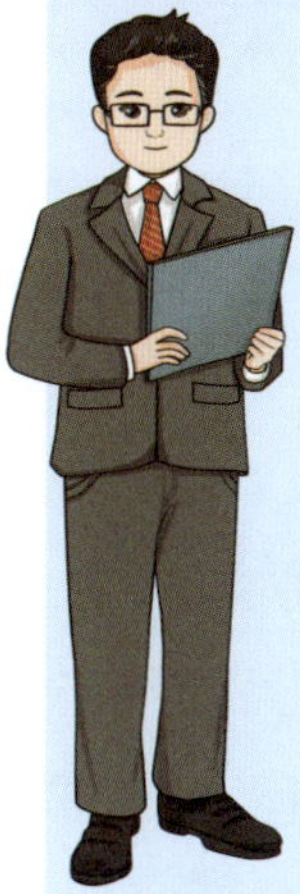

能长的时间。这一测试能直观反映个体在静态状态下的平衡控制能力。此外，还可以采用“闭目站立”测试，即受试者双眼紧闭，双脚并拢站立，评估其在缺乏视觉辅助的情况下维持平衡的能力。动态平衡测试则通过观察受试者在行走、跑步、转身等动作中的稳定性来进行，如“走直线”测试，要求受试者沿一条直线行走，评估其在行进中的平衡能力。这些测试方法简单易行，能够较为全面地反映中青年人的平衡能力水平。

在了解了自己的平衡能力后，可以通过针对性的训练来提升这一能力。对于初学者，可以从简单的平衡感体验训练开始，如坐在椅子上进行坐姿平衡训练，通过身体重心的转移建立初步的平衡感。随着训练的深入，可以逐渐增加难度，进行单脚站立、脚尖站立等训练，这些训练有助于提升个体在重心偏离常态时的身体平衡感。此外，还可以利用平衡板、平衡木等器具进行训练，这些器具通过提供不稳定的支撑面，进一步挑战和增强个体的平衡能力。在训练过程中，要注意循序渐进，逐渐增加训练的强度和难度，避免因过度训练而导致运动损伤。

对于中青年人群来说，重视运动平衡性的测评与提升，不仅是为了追求更好的身体表现，更是为了享受健康、快乐的生活。

（郝小燕　王　鹏）

7. 如何测评和提高心肺功能

关键词

心肺功能 有氧运动

心肺功能测评可通过运动耐力测试和专业的心肺运动试验、6 分钟步行试验等方法进行，以评估心脏、肺脏和循环系统的相互作用与贮备能力。提高心肺功能的有效方法是进行规律的有氧运动，并注意运动前后的热身与冷身活动。

专家说

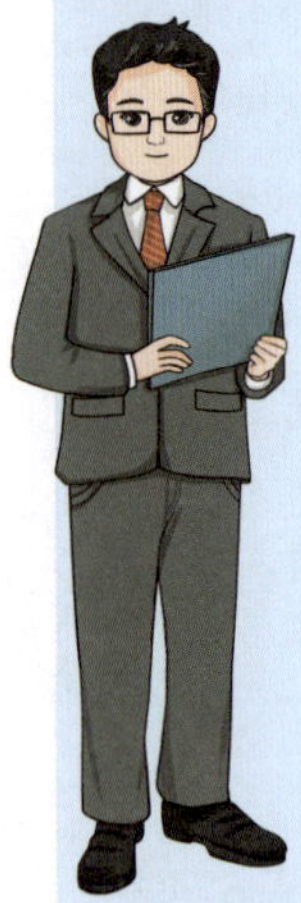

心肺功能的测评方法

对于中青年人来说，测评心肺功能的方法多种多样，进行运动耐力测试，如选择快走、慢跑或爬楼梯等有氧运动方式，记录自己在一定时间内（如 5 分钟）所能完成的运动量。如果运动量明显低于同龄人的平均水平，或者运动后感到极度疲劳、喘不过气来，可能是心肺功能不佳的表现。

更为专业的测评方法包括心肺运动试验、6 分钟步行试验等。心肺运动试验是指在逐渐递增的运动负荷下，通过收集受检者呼出的气体并加以分析，监测机体在运动状态下的最大摄氧量、无氧阈、二氧化碳排出量、心率、血压、心电图等一系列数据指标，评估和了解心脏、肺脏和循环系统之间的相互作用与贮备能力。6 分钟步行试验分为鼓励受检者尽快行走试验和日常步速行走试验两种，采用自定运动强度可以反映患者有氧代谢能力，所以大多数医学中心目前不鼓励最快速度行走的方法，而是由受检者自行决定适宜的步行速度。

提高心肺功能的有效方法

有氧运动是提升心肺耐力的有效方式，如快走、慢跑、游泳、骑自行车等。这些运动可以持续、稳定地增加心率和呼吸频率，从而锻炼心肺功能。建议至少进行每周 5 次，每次 30 分钟的中等强度有氧运动。

运动前热身及运动后冷身

1. 运动前热身　运动锻炼前进行 10~15 分钟热身活动。可选择 5~10 分钟慢步走或原地踏步等，随后进行 5~10 分钟拉伸活动，牵伸肌肉和韧带并充分活动关节。

2. 运动后冷身　运动后进行 10~15 分钟慢步走或原地踏步等，不要突然停止运动。

（郝小燕　王　鹏）

8. 为什么最大摄氧量决定了耐力运动成绩的好坏

关键词

最大摄氧量 心肺健康

最大摄氧量是衡量心肺健康和耐力运动成绩的重要指标，受心脏泵血、肺部气体交换、血红蛋白含量及肌肉有氧代谢能力等多种因素影响，虽然受遗传因素影响较大，但通过科学合理的训练方法，仍能在一定程度上提高最大摄氧量，从而提升耐力运动成绩。

专家说

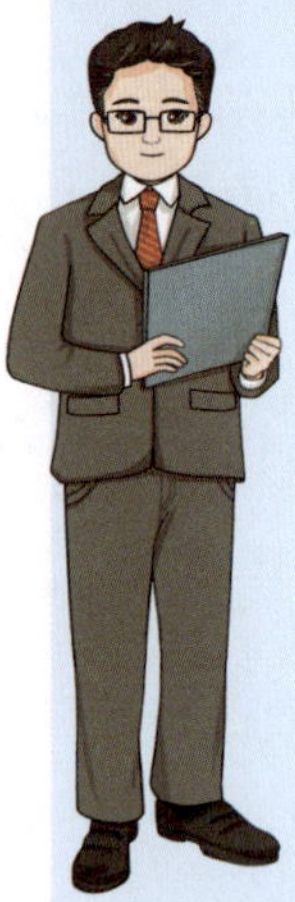

最大摄氧量反映人体心脏泵血、肺部气体交换及血液氧气运输能力，以及肌肉吸收和利用氧气的能力，是心肺健康的重要指标。具体而言，最大摄氧量不仅取决于心脏泵血功能的强弱，还受肺部气体交换效率、血液中血红蛋白的含量以及肌肉组织有氧代谢能力等因素的影响。肌肉的肌纤维类型分布也直接影响最大摄氧量，慢肌纤维百分比较高的运动员，其有氧代谢酶的活性较高，氧化能力强，因此最大摄氧量较大，有氧耐力较好。

最大摄氧量与耐力运动成绩的关联

大量研究表明，最大摄氧量与耐力运动成绩之间存在密切的正相关关系。在中长跑等耐力运动中，运动员的最大摄氧量越大，其每分需氧量也越高，直接导致运动成绩的提升。这是因为每分需氧量与运动强度成正比，运动员在较高强度下能够维持更长时间的运动，而不产生过多的氧债，从而取得更好的成绩。

最大摄氧量与遗传和训练的关联

值得注意的是，最大摄氧量在很大程度上受到遗传因素的影响。尽管如此，通过有针对性的训练，仍然可以在一定程度上提高最大摄氧量。例如，间歇训练被认为是提高最大摄氧量的有效方法之一。通过在高强度和低强度之间交替训练，可以刺激心肺系统和肌肉组织产生适应性变化，从而提高最大摄氧量。

（郝小燕　王　鹏）

关键词

运动适量

9. 为什么要注意**运动适量**原则

在现代快节奏的生活中，中青年人群越来越注重健康，运动成为他们保持体魄、释放压力的重要方式。然而，在追求健康的同时，“运动适量”经常被大家忽视。适量运动能够提升心肺功能，强健骨骼肌肉系统，而过量运动则可能适得其反，损害身体健康。

健康术语

气体交换效率

气体交换效率是指氧气从肺泡进入血液、二氧化碳从血液排入肺泡的速率和充分性，其核心取决于肺泡毛细血管膜的通透性、气体扩散能力及通气与血流灌注的匹配程度。

专家说

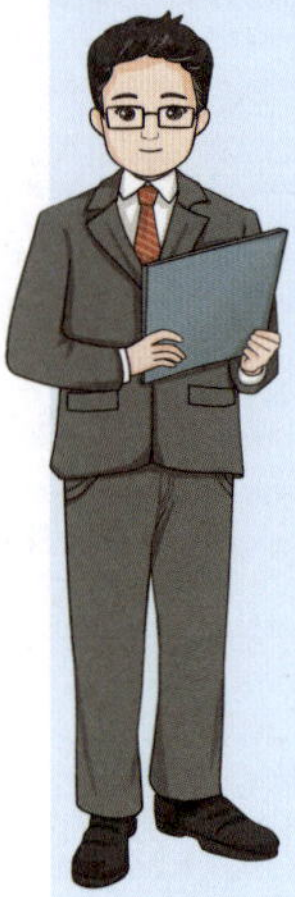

运动适量原则与心肺健康

适量运动能够显著提升心肺功能，增强心脏泵血能力和肺部气体交换效率。中青年人群正处于生命力旺盛的阶段，通过适量的有氧运动，如快走、慢跑、游泳和骑自行车，可以显著改善心血管系统的健康。这些运动不仅有助于降低患高血压、高脂血症等慢性疾病的风险，还能增强心肌的收缩力，提高血液的输送效率。然而，过量运动会导致肌肉拉伤、关节磨损等，严重时甚至可能引发骨折。长期过量运动还会增加心脏负担，可能导致心律失常甚至心肌损伤。对于已经有潜在心血管疾病的人群来说，过量运动更是雪上加霜，可能诱发心肌梗死、脑卒中等严重后果。

除了对心血管系统的直接损害，过量运动还会影响免疫系统。长时间高强度运动会使身体处于应激状态，抑制免疫系统的功能，增加感染的风险。此外，过量运动还会消耗大量能量，导致身体疲劳、精神萎靡，影响日常工作和生活。

如何判断运动是否适量

需要根据个人的年龄、身体状况、运动习惯等因素综合考虑。一般来说，中青年人群每周进行 3~5 次、每次 30~60 分钟的中等强度有氧运动是比较适宜的。同时，还可以结合力量训练、柔韧性练习等多种运动方式，使身体得到全面锻炼。

在运动时，要学会倾听身体的“声音”。如果感到胸闷、气短、头晕等不适症状，应立即停止运动，并寻求专业医生的帮助。此外，定期体检也是监测身体状况、调整运动计划的重要手段。

总之，运动适量原则是中青年人群在追求健康过程中必须遵循的重要准则。只有根据自身情况制订合理的运动计划，才能在享受运动带来的乐趣和益处的同时，避免运动损伤和健康风险。

（王　鹏　江孙芳）

10. 为什么运动后**肌酸激酶**会增高

中青年人群在运动后，经常发现体检报告显示肌酸激酶（CK）水平升高，运动后肌酸激酶升高通常是由于短时间内过量运动、不正确的运动方式或运动时间过长导致的肌肉微小损伤，以及潜在的心肌疾病等原因，使得心肌和骨骼肌中的肌酸激酶释放到血液中。了解运动后肌酸激酶升高的原因，有助于调整运动方式和生活习惯，并在发现异常时及时就医。

健康术语

肌酸激酶

肌酸激酶是一种在人体细胞内，尤其是心肌和骨骼肌细胞中广泛存在的酶。它在细胞的能量代谢过程中扮演着重要角色，与肌肉的收缩、能量供应以及细胞的稳定性等生理过程密切相关。

专家说

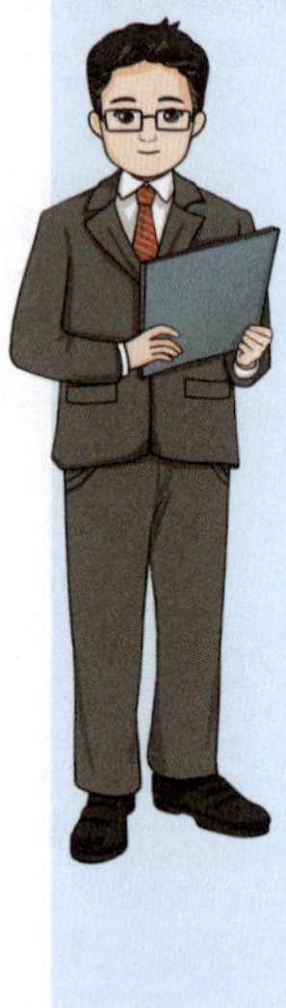

首先，肌酸激酶是一种主要存在于心肌和骨骼肌中的酶，当这些肌肉组织受到损伤或细胞膜破裂时，肌酸激酶会被释放到血液中，导致血液中的肌酸激酶水平升高。在运动过程中，尤其是剧烈运动时，骨骼肌的活动强度大大增加，可能导致肌肉组织出现微小的损伤或劳损，从而使肌酸激酶释放到血液中。

短时间内的过量运动是导致运动后肌酸激酶升高的常见原因之一。当人体在短时间内进行高强度、大负荷的运动时，骨骼肌需要消耗大量的氧气和能量，这可能导致肌肉纤维出现微小的损伤，从而使肌酸激酶水平升高。一般来说，这种升高是暂时性的，随着运动后的恢复，肌酸激酶水平会逐渐降至正常。

除了过量运动，不正确的运动方式也可能导致肌酸激酶升高。如果运动时的姿势不正确，或者运动强度超过了身体的承受能力，就可能对关节、韧带、滑膜和肌肉等组织造成损伤，从而使骨骼肌细胞受到破坏，释放出大量的肌酸激酶。因此，在进行运动前，进行适当的热身活动是非常重要的。

当然，运动后肌酸激酶升高也可能与一些疾病有关，如病毒性心肌炎和心肌梗死等。这些疾病会对心肌细胞造成损伤，使血液中的肌酸激酶水平升高。如果在运动后，发现肌酸激酶水平异常升高，并伴随有心悸、胸闷、胸痛等症状，应及时就医。

综上所述，运动后肌酸激酶升高是由多种因素共同作用的结果。通过了解这些原因，我们可以更好地调整自己的运动方式和生活习惯，从而保持身体健康。

（郝小燕　王　鹏）

二

心理测评与自我调适秘籍

11. 如何判断心理是否健康

心理健康是指心理的各个方面及活动过程处于一种良好或正常的状态。心理健康的理想状态是保持性格完好、智力正常、认知正确、情感适当、意志合理、态度积极、行为恰当、适应良好的状态。心理问题筛查是判断一个人是否心理健康的重要方法之一。

关键词

心理健康　精神心理量表

专家说

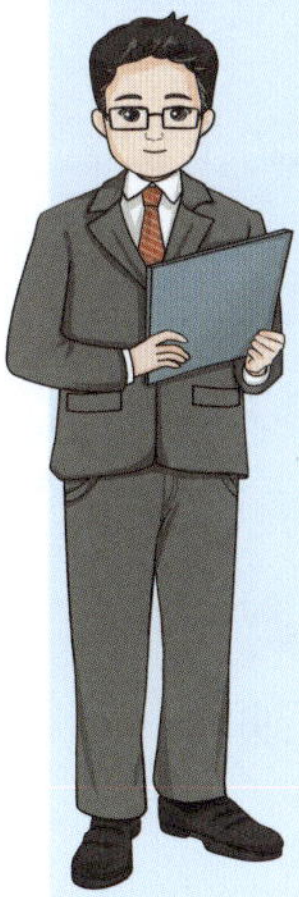

通过专业的心理测评工具以及针对某一方面的评判，可以有效地对人们情绪、行为、认知等多个维度进行评估和判断。健康体检中的心理健康评估项目包括两个部分：精神心理量表和生理指标数据采集。

精神心理量表

精神心理量表分为自评量表和他评量表，适用于不同的评估需求。自评量表由被试者自行填写，通过回答问题以评估自身心理特征、状况或行为，要求被试者有一定阅读和理解能力，有认知功能障碍者不适合使用；他评量表由他人（通常是专业人士、家人、朋友或教育者等）填写或评估，通过观察和评价被试者的行为、情绪、社交互动等方面来得出评估结果，往往信度和效度更高。

需要注意，量表只作为评估筛查工具，其结果的可信度与填报信息的真实性、准确度及测评人员的专业性相关。体检机构一般优先选用自评量表进行初筛，常用自评量表较多，体检机构常用的量表有症状自评量表（SCL-90）、焦虑自评量表（SAS）等。对于评分结果存疑的情况，再酌情使用他评量表进行验证与复核。

生理指标数据采集

目前，较为常用的生理指标是心率变异分析（HRV），即5分钟静息状态下的HRV常规检测及评估。应激反应、情绪失调伴随着神经系统、免疫系统和内分泌系统等各大系统的变化。其中，神经系统的反应最为迅速。精神心理障碍常伴随自主神经系统的功能紊乱。因此，对自主神经的监测，有助于识别心理问题。

HRV产生于自主神经系统，对心脏窦房结的调节可以间接反映心脏自主神经系统的平衡，并为评估交感和副交感神经系统的状况及两者的相互作用提供参考。HRV是监测心理应激的有效指标，在评价精神心理状态方面具有较高的特异性，反映了个体有效适应应激和环境需求的能力。

（王　瑞　陈宗涛）

12. 为什么中青年人体检时需要**心理测评**

关键词

分数解读　心理测评

近年来，随着时代的飞速发展与社会环境的持续改变，人们的工作氛围与生活状态也随之发生了较大变化。在这一背景环境下，中青年人作为社会和家庭的主力，往往需要面临更大的工作压力与生活压力，其心理负担自然也会加重。此时，在体检时加入心理测评可以很好地帮助他们及时发现自己身上潜在的一些心理问题，并辅助判断身体症状是否和心理因素有关。

专家说

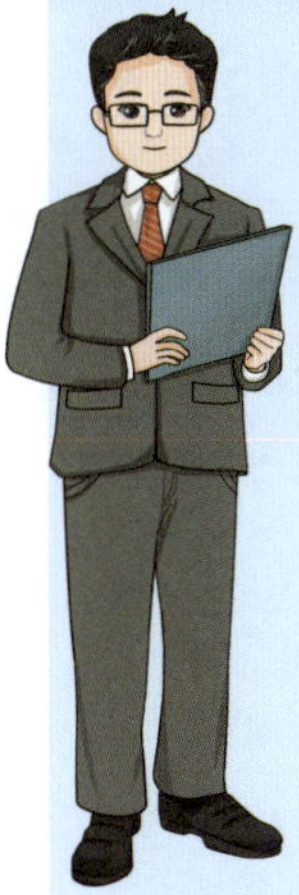

分数解读

不同的心理测评量表有各自的分数标准。如焦虑自评量表，50 分以下为无焦虑倾向，50~59 分为轻度焦虑，60~69 分为中度焦虑，70 分及以上为重度焦虑。分数只是参考，需要结合实际情况，若近期遭遇重大事件，即使分数偏高，也可能是暂时的应激反应。

心理状态评估

1. 情绪状态　情绪状态评估情绪稳定性、调节能力和表达方式，查看是否有焦虑、抑郁等情绪问题，如情绪波动大、易紧张激动，可能存在情绪调节障碍。

2. 人格特质 通过测评了解个性特征、行为习惯和价值观，判断人格特质是否健康，是否有自卑、依赖等不良倾向。

3. 认知能力 认知能力包括注意力、记忆力、思维能力和语言能力等，若在工作或学习中常出现注意力不集中、记忆力下降等情况，认知能力测评结果可辅助判断是否存在心理因素影响。

心理问题风险评估

1. 焦虑症状 评估是否存在过度担忧、紧张不安、恐惧等，以及症状对日常生活的影响程度，确定焦虑水平，分析触发因素，以便制订应对策略。

2. 抑郁症状 查看是否有情绪低落、失去兴趣、疲劳、睡眠障碍等情况，明确抑郁程度和持续时间，评估对生活的影响。

3. 人际关系问题 评估在家庭、朋友、同事等在人际关系中的表现，是否有沟通障碍、冲突或孤独感等情况，分析可能面临的困扰，并提供改善建议。

根据评估结果给出建议，如存在心理问题可寻求专业心理咨询师的帮助，还可学习情绪管理技巧、培养积极心态、保持健康的生活方式等，以改善心理状态。

（王　瑞　陈宗涛）

13. 什么情况可能是**焦虑**

关键词

情绪 躯体症状 行为表现

“焦虑”一词在生活中十分常见，比如工作焦虑、生活焦虑等。生活和工作中存在的焦虑，不单会影响个体的情绪状态和行为表现，还可能对身体健康产生负面影响。比如长期焦虑很有可能会导致睡眠障碍、消化系统问题等。

健康术语

焦虑

焦虑是一种复杂的情绪状态，指个体对未来潜在威胁或不确定性事件产生的一种担忧、不安、紧张的情绪体验，同时伴有身体和认知方面的一系列反应。

专家说

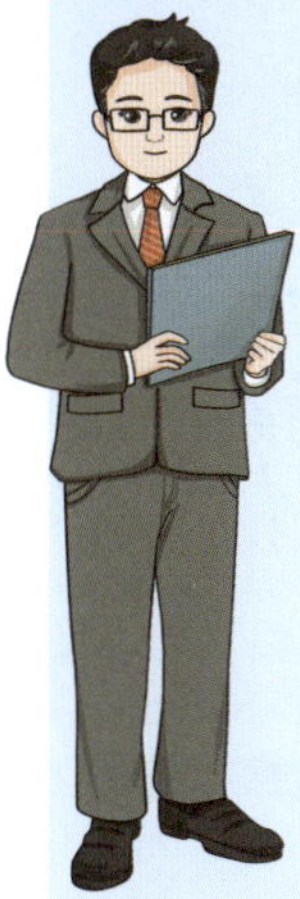

如果出现以下情况，有可能是焦虑。

情绪方面

持续性的情绪紧张，如在大多数日子里，一天中大部分时间都感到内心紧张，像有一根弦一直拉着，不能放松。无端地恐惧和担忧，对各种生活事件过度担心，如担心自己的健康（即便体检结果正常）、家人的安危、工作中的小细节可能引发严重后果等。而且这种担心很难通过理性思考或他人安慰来消除。情绪不稳定，容易被小事激怒，变得烦躁不安，或者突然出现情绪低落。

躯体症状

自主神经系统兴奋的表现，如心跳过速、心慌，感觉心脏要跳出嗓子眼；呼吸急促、困难，有窒息感；频繁出汗，尤其是手心、脚心；还可能出现头晕、头痛、口干等情况。肌肉紧张，常见于颈部、肩部和背部肌肉，会出现酸痛、僵硬的感觉，甚至会引起身体颤抖，尤其是双手。入睡困难，躺在床上脑子一直处于担忧状态；易醒，夜间醒来后很难再次入睡；多梦，梦境往往也充满紧张、危险的情节。

行为表现

坐立不安，很难长时间保持一个姿势，如在会议中不停地抖腿、换位子或者扭动身体。回避行为，尽量避免接触可能引发焦虑情绪的场景或事物，如害怕公开演讲而拒绝所有演讲机会，担心社交场合出丑而减少社交活动。反复检查或确认行为，如出门后反复检查门是否锁好、工作任务是否完成，这种行为往往是为了减轻内心的焦虑。

认知层面

注意力难以集中，在阅读、工作或学习时，思绪总是被焦虑的念头打断，很难专注于眼前的事情。灾难化思维，总是把事情往最坏的方向想，如迟到一会儿就觉得会被开除，身体有点小不适就认为是绝症。

（王　瑞　陈宗涛）

14. 抑郁症是什么样的

抑郁症是威胁人类生命健康的“杀手”，其主要表现为在生活中情绪的持续低落、兴趣的持续减退以及精神力的持续缺乏，同时伴有记忆力下降、反应慢等情况。抑郁症不具备传染性，但与应激性生活、悲观人格特质以及精神疾病史有着密切的关系。

关键词

抑郁症　压力

健康术语

抑郁症

抑郁症是一种精神障碍疾病，也被称为“抑郁障碍”，是一种拥有较高发病率、较高临床治愈率但低治疗接受率以及高复发率的精神障碍。有明确的诊断标准和规范，属于疾病范畴。症状较为严重，通常持续两周以上，包括情绪低落、兴趣和愉快感丧失、精力减退等核心症状，还可能伴有睡眠障碍、食欲改变、自责自罪、思维迟缓、注意力不集中、有自杀观念或行为等多种症状，导致社会功能严重受损。

专家说

压力过大可能会导致抑郁症

在当今社会，快节奏的生活已经逐渐成为了一种常态。久而久之，人们便会在工作、生活以及学习中面临着较大的压力。这些压力经过沉淀和发酵，会影响人们的心理健康。如果一个人一直处在较大的压力

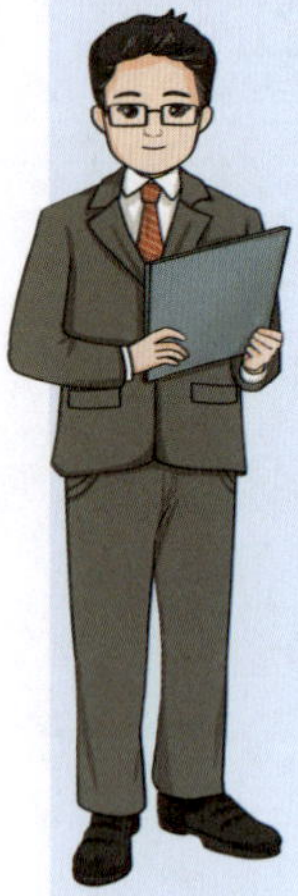

下，处在紧张、焦虑以及压抑的状态之中，长期受到负面情绪的影响，很有可能会患上抑郁症。

一些固定人群可能患有抑郁症

一个人的性格并非一成不变，在遭遇一些特殊经历或受到生活环境的影响，人的性格可能发生变化。举例来讲，因受到各种内外因素的影响，一部分人在性格上可能会表现出太过固执、内向、敏感、多疑以及孤僻等特点，这部分人往往会恐惧交际且极为在意别人对自己的评价，同时在生活、工作甚至社交中与人沟通较少，导致情绪难以抒发。此时，如果心理压力和负面情绪得不到及时地缓解和释放，时间一长就很有可能患上抑郁症。

部分疾病可能会导致抑郁症

如今，人们的健康意识逐渐提高，但很多疾病却难以规避。一些疾病出现后，还可能影响人们的情绪和心理健康。例如，一部分人患有慢性躯体疾病或者是中枢神经系统疾病等，由于疾病长期得不到治愈，就会留下一定程度的心理阴影。久而久之，很有可能引发抑郁症等心理疾病。

（罗　意　陈宗涛）

15. 为什么有些**心理问题**可以自愈，有些却需要寻求专业帮助

关键词：心理问题　心理治疗

心理问题具有一定的复杂性和个体差异性。一些心理问题的出现，往往可能源自短期压力或某些特定的事件。而个体通过自我调节、社会支持和生活方式的改变，则有极大的可能实现自愈。例如，一些存在轻微焦虑情绪或抑郁情绪的人，能够通过运动、良好的睡眠习惯、社交活动和时间的推移，逐渐自行缓解焦虑或抑郁等相关症状。当然，并非全部心理问题都可以自愈，一些较为严重的问题，必须寻求专业心理医生的辅导和帮助，才能逐渐得到缓解。

专家说

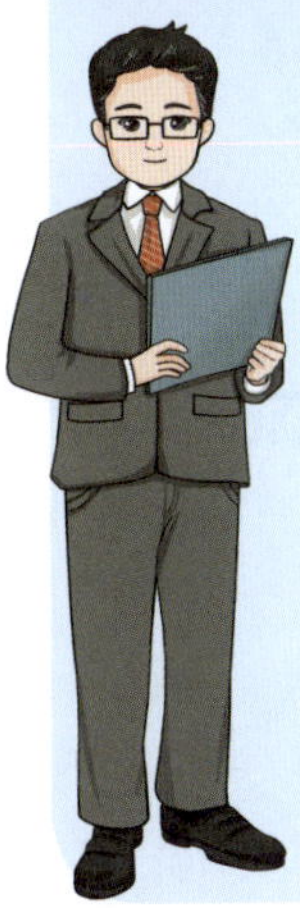

心理问题和其他生理疾病不同，是由于人内在的精神系统发生变动后引发的一种精神性问题。准确来说，心理问题也可以被理解为“心理失衡”，是由大脑中枢神经系统所引发的一系列问题。一旦心理出现问题，便能够间接甚至直接改变人们的心理、情绪、性格以及世界观等，属于正常心理活动当中的局部异常状态。

严重的心理问题要寻求专业的心理治疗

对于一些深层次或者长期存在的心理问题，如严重的抑郁症、焦虑症、创伤后应激障碍等，仅凭借简

单的自我调节或改变生活方式，是难以克服和根治的。这些心理问题往往需要更加专业的治疗方法，如认知行为疗法、精神分析疗法以及药物治疗等。而专业人员能够立足不同个体的实际情况，进行科学的评估并制订个性化的心理治疗方案，在治疗过程中为有需要的人群提供持续的支持和指导。

社会环境和文化背景是影响心理问题自愈的原因

对于患有轻度心理问题的人群而言，一些来自家人或周围朋友的支持、鼓励、信任和帮助，能够有效缓和其情绪问题，并在一定程度上治愈一些轻微心理问题。例如，在一个重视心理健康、拥有丰富社会资源和良好社区支持的环境中，个体更有可能获得必要的帮助和干预，从而促进心理问题的自愈。

所以，在自己无法解决某些情绪时，请向家人、朋友或者专业的医生寻求帮助，同时适当增加户外运动，保持良好睡眠，这些行为都是在帮助自己解决不好的情绪。

（罗　意　陈宗涛）

16. 如何保持**心理健康**

一个人是否具有健康的心理，可以从以下几个方面进行归类：具备较强的环境适应力；应能够较为充分地认识自己，并能客观地评价自己；有比较实际的生活目标；应能大体上保持良好的人格；应能扎实地学习，善于分析问题和解决问题，并从经验教训中学习好的东西；应能具有良好的交际能力等。

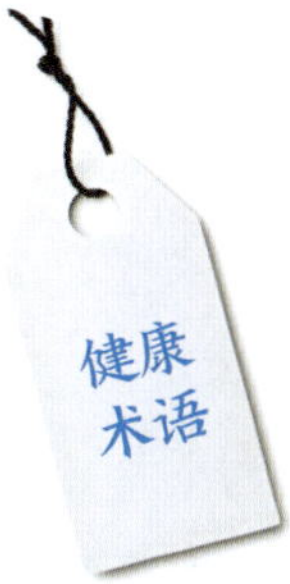

心理健康

心理健康指的是个人能够较好地适应生活环境、学习环境，并且在这些环境中凸显出正常的个人特点及特征。在个人的认知、行为以及情绪管理上，能够处于积极向上的状态，并且具备较好的个人自控能力。

专家说

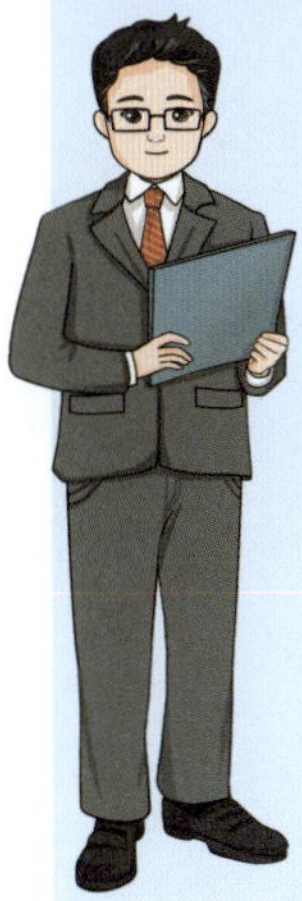

保持乐观、稳定的情绪至关重要

乐观犹如磁石，能够吸引更多的正能量，这一点毋庸置疑。心理健康的人往往都是乐观积极且热爱生活的人，他们能够看到生活中美好的一面，也善于在生活中寻找乐趣和发现惊喜。因此，要想保持心理健康，首先要做到热爱生活和乐观向上，能够在生活中发现有趣的事物，并能够在面对困难和逆境中保持乐观的态度。同时，也要时刻保持一份稳定的情绪，不让负面情绪影响自己。

培养多种兴趣和爱好十分必要

随着年龄的增长以及工作压力和生活压力的持续增加，有的人会因忙于工作和家庭生活而忽略了对兴趣的追求，进而产生了对什么都不感兴趣的现象，这一情况并不利于心理健康的发展，甚至会让人对工作和生活产生更多迷茫感。为此，无论任何时候，在生活中都要保留一份兴趣，要对所有事物保持一颗好奇心并利用空闲时间去拓展兴趣，提升自己。例如，绘画、阅读、网球、篮球、太极拳、体操、音乐、广场舞以及编织等，都可以作为兴趣进行培养。

自我调节和适应环境是根本路径

当人们对自己所处的环境感到不满意，或者遇到不幸、挫折的时候，一部分人就会产生抑郁、焦虑等不良情绪，甚至想要脱离现实。这个时候，应该做到及时梳理情绪、面对现实，调整自己对现实的期盼，并把烦恼讲述出来。

（罗　意　陈宗涛）

17. 如何成为自己情绪的“主人”

保持良好的情绪状态并学会成为情绪的“主人”，对自身的心理健康和现实生活都能够起到积极影响。反之，若不能够学会控制自己的情绪，任由情绪主导自己，就会变成情绪的“奴隶”，进而受到坏情绪的支配并引发心理问题。

专家说

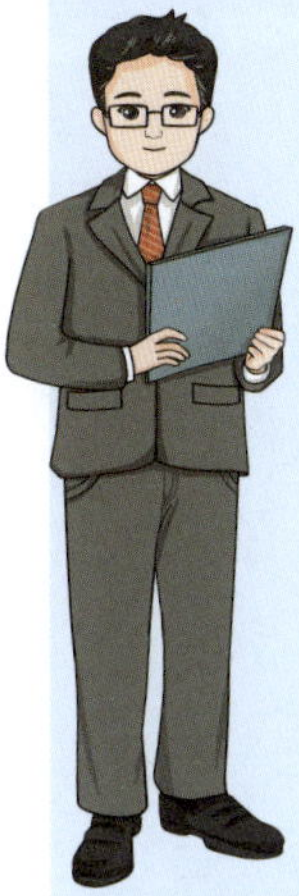

情绪的波动不仅影响个人的心理健康，还有可能对生理状态产生影响。例如，长期的负面情绪可能导致免疫力下降，而积极的情绪则有助于提升身体的抵抗力。

分散注意力是一种调节情绪的方法

尝试成为情绪的“主人”并学会控制情绪，需要从多个方面和多个角度着手。其中常见且有效的方法之一，就是做好情绪的分散和调节。如果在生活和工作中遇到了坏情绪，可以通过分解注意力的方法来改善，这也是一种最快、最直接的方法。例如，聆听舒缓的音乐、看书、看电影或者与朋友倾诉等，这些都是调节情绪的有效方式。

宣泄情绪是一种较好的途径

负面情绪如果不能及时抒发，经过长时间累积，会对人们的心理健康造成较大影响。因此，当出现负面情绪时，需要及时进行宣泄和抒发并把坏情绪“吐”出去。当然，宣泄情绪的方法有很多，如适当运动、看喜欢的电影、和朋友聚餐、吃喜欢的零食或者外出购物等，都能在一定程度上对情绪进行调整。

学会换位思考

换位思考不仅可以有效调整思考方式和整理坏情绪，更能够较好地增强社会交往能力。所谓换位思考，通常指站在对方的角度去思考和理解相关问题，这能够让一些不良情绪得到缓解。此外，自我暗示也可以增强心理承受能力，进而赶走坏情绪。

关键词

分散注意力　宣泄情绪　换位思考

（张　超　陈宗涛）

18. 如何将**压力**控制在可掌控的范围内

关键词：生活习惯　时间管理　乐观心态

压力人人都有，很多时候压力就像一把特殊的双刃剑。只要能够顶得住压力，或许就能将其转换为成功的动力。如何才能将压力控制在可掌控范围内，对于绝大多数人来说都是一个技术活。在这个过程中，既需要掌握压力的来源，也需要调控好自己的情绪。例如，工作压力可能源于过重的工作任务或不合理的工作时间，而个人压力可能来自人际关系或家庭当中的财务问题等。在确定压力的源头后，便可有针对性地采取相应措施，借助循序渐进的方式，逐渐将压力减下去。

专家说

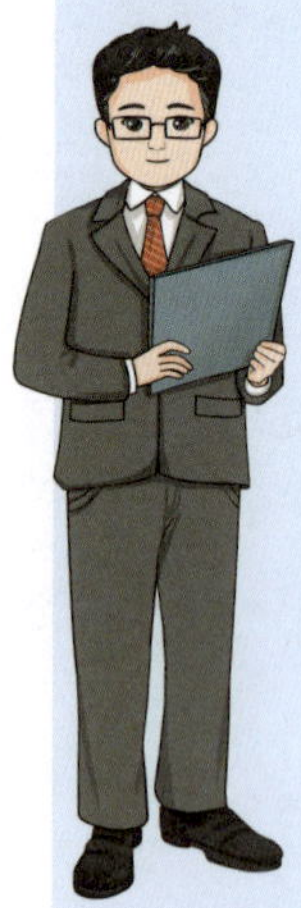

压力会导致个体出现焦虑、不安等诸多负面情绪，对人的心理产生一定影响。面对压力，不同的人有不同的应对策略和反应。例如，一些人会通过冥想、瑜伽或深呼吸练习等方式来缓解压力，而另一些人的压力较大且原因较为复杂，可能需要通过咨询心理专家来获得更专业的指导和帮助。

建立一个健康的生活习惯

规律的作息时间、充足的睡眠、均衡的饮食以及定期的体育锻炼等，都能够在很大程度上帮助人们减轻压力。例如，较为规律的作息时间和夜间充足的睡眠可以帮助身体和大脑得到迅速恢复。均衡和良好的饮食习惯则可以为人体提供必要的营养。定期的体育锻炼，不仅可以增强体质，还可以作为一种爱好和兴趣，在持之以恒的坚持后，较好地帮助人们释放压力。

学会时间管理

通过合理规划每日的工作和休息时间，可以避免因为“任务堆积”带来的压力感、紧迫感、焦虑感。在这个过程中，可以采取“待办事项”“时间管理表”对相关任务进行有效分配。

保持乐观的心态

乐观的人往往能够看到问题积极的一面，从而减少压力感。他们普遍倾向于采取积极的行动来解决问题，而不是被消极情绪所困扰。通过培养乐观的态度，带动我们更好地面对生活中的挑战和问题。

（张　超　陈宗涛）

三

睡眠质量测评与安睡秘籍

19. 为什么不同的人需要的**最佳睡眠时间**不同

关键词

睡眠时间　生物钟　基因差异

“一天要睡够8个小时”常被认为是普遍的健康准则，但实际上，有些人每天仅需要6个小时的睡眠就能保持精力充沛，而另一些人即使睡足9个小时，仍可能感到疲惫。这种差异背后的原因是什么？

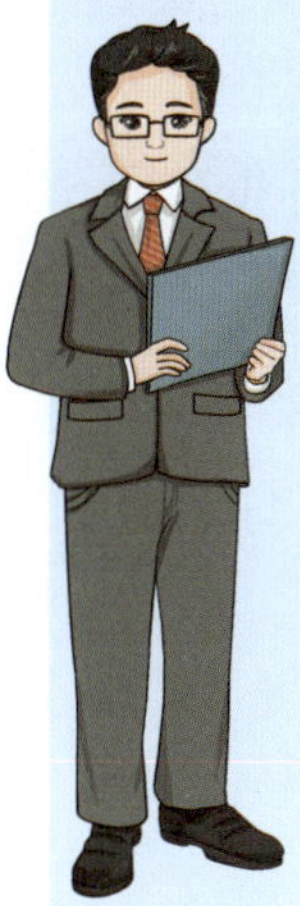

专家说

睡眠分四个阶段：入睡期、浅度睡眠期、深度睡眠期和快速眼动期。每个人睡眠时间不同，主要受深度睡眠期长短的影响。深度睡眠期是睡眠周期中最为重要和恢复性最强的阶段。不同人的深度睡眠期时长不同，这可能导致每个人所需的睡眠时间存在差异。不同个体对睡眠时间的需求主要受以下几个因素影响。

生物钟和昼夜节律

我们的身体受生物钟控制，这个“内置时钟”调节睡眠与觉醒周期，并由大脑的视交叉上核管理。外界光线变化对生物钟有重要影响，因此每个人的节律存在差异。一些人天生早睡早起（“百灵鸟型”），而另一些人则更适合晚睡晚起（“猫头鹰型”）。这些生物钟差异影响人们的最佳睡眠时间。

年龄的影响

不同年龄段的睡眠需求变化显著。婴儿每天可能需要14~17个小时的睡眠，而青少年由于激素的变化，更倾向于晚睡和多睡。成年人通常需要7~9个小时的睡眠，但老年人可能只需要6~7个小时，这与睡眠质量下降及昼夜节律的改变有关。

基因差异

科学研究发现，基因对睡眠时间有深远影响。比如，*PER3*基因的变异会影响个体的睡眠持续时间。此外，一些人因基因差异，对睡眠不足的耐受能力不同。研究显示，有些基因突变使个体可以在短时间内恢复精力，而其他人则需要更长的睡眠时间来修复身体。

生活方式和环境因素

现代生活中的压力、饮食习惯、运动量和环境因素（如噪声和光线）也会影响睡眠需求。例如，长期夜班工作会改变自然的睡眠节律，导致不同于常人的睡眠需求。适应这些外部环境的能力因人而异，这也决定了他们对睡眠时间的需求。

健康加油站

儿童的最佳睡眠阶段

儿童成长主要发生在深度睡眠期，在这个阶段，儿童的生长激素分泌最为旺盛，尤其是晚上9点到凌晨1点，是生长激素分泌的高峰期，有助于身体和大脑的发育。

（李桂华　冷　松）

20. 如何借助量表评估自己的**睡眠质量**

关键词

睡眠质量 睡眠量表

现代人常受睡眠问题困扰，长期影响健康。日常可通过便捷的睡眠量表进行自我评估，辅助专业的多导睡眠监测，帮助识别睡眠障碍的严重程度。

健康术语

睡眠效率

睡眠效率是睡眠时间与卧床时间的比值，用于衡量睡眠的有效性。较高的睡眠效率代表较少的夜间觉醒和更高的睡眠质量。

主观睡眠质量

主观睡眠质量是个体对自身睡眠体验的整体评价，通常包含入睡速度、夜间觉醒频率和清晨的精神状态等。

专家说

什么是睡眠量表

睡眠量表是一种标准化的自评工具，设计上通过一系列问题来反映个人的睡眠习惯和体验，从而评估睡眠质量。它不仅简单易操作，还能提供相对准确的初步筛查结果。常见的睡眠量表包括匹兹堡睡眠质量指数量表、失眠严重程度量表以及艾普沃斯嗜睡量表。

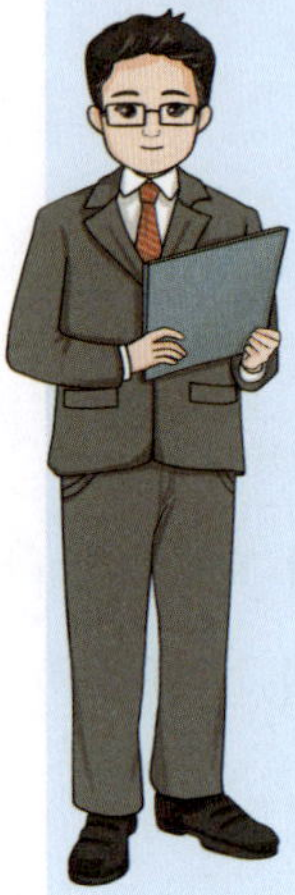

这些量表通过对不同维度的评分，帮助识别是否存在失眠、白天嗜睡、睡眠质量差等问题。

如何借助量表评估睡眠质量

1. 匹兹堡睡眠质量指数量表（PSQI） 是一种综合的睡眠评估工具，广泛用于评估个体在过去 1 个月的睡眠情况。PSQI 主要包括以下 7 个维度：主观睡眠质量、入睡时间、睡眠时长、睡眠效率、睡眠障碍、催眠药使用情况和日间功能障碍。每个维度得分范围为 0~3 分，总分超过 5 分通常表示睡眠质量较差。

2. 失眠严重程度量表（ISI） 该量表用于评估个体失眠的严重程度。ISI 包含 7 个问题，涉及入睡、维持睡眠的困难程度，以及因失眠带来的困扰。总分在 8 分以下属于无失眠或轻度失眠，而总分超过 15 分则表明失眠严重，需要采取干预措施。

3. 艾普沃斯嗜睡量表（ESS） 主要用于评估白天嗜睡情况，通过 8 个问题询问个体在不同情境下的瞌睡概率（如看电视、开车等），评分在 10 分以上提示有较高的日间嗜睡风险。长期的日间嗜睡可能暗示存在潜在的睡眠障碍，如睡眠呼吸暂停综合征。

通过量表自我评估，可以帮助我们对睡眠情况有初步的了解。这些量表不仅便于操作，还能够指引我们关注自身的睡眠质量。如果评估结果表明存在显著的睡眠问题，建议及时咨询专业医生进行深入检查，从而得到科学的治疗和指导。

（李桂华　冷　松）

21. 为什么要进行 睡眠多导监测

关键词

睡眠多导监测　睡眠障碍

由于生活节奏的加快和压力的增大，睡眠问题日益普遍。有人睡够时间仍疲惫，有人入睡困难，还有人睡眠中出现短暂窒息。这些问题背后的原因复杂多样。而睡眠多导监测作为一项重要工具，能帮助我们准确评估睡眠状况，找出问题根源。

专家说

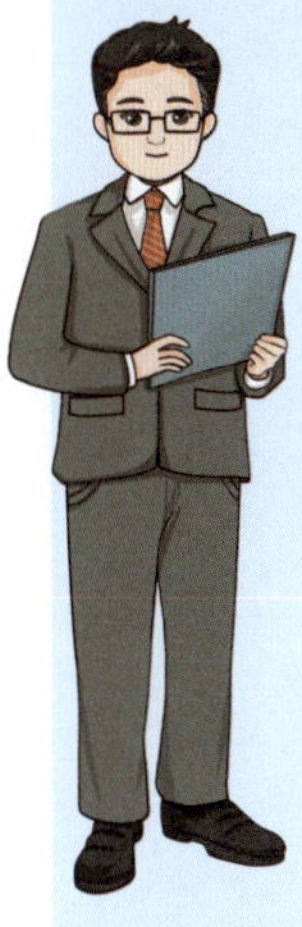

什么是睡眠多导监测

睡眠多导监测是一种通过同时记录多个生理参数来评估个体在睡眠中的生理状态的检查方法。可以测量并记录大脑活动（脑电图）、眼球运动、肌肉活动、心脏节律、呼吸流量和氧饱和度等多个参数。通过综合分析这些生理信号，可以全面了解睡眠的结构和质量，并且能够检测出潜在的睡眠障碍。

为什么需要做睡眠多导监测

1. 识别潜在的睡眠障碍　睡眠多导监测是诊断多种睡眠障碍的“金标准”，包括睡眠呼吸暂停综合征、周期性肢体运动障碍、夜间癫痫等。许多睡眠障碍难以通过日常表现来识别，而多导监测可以通过生理数据揭示这些问题，为准确诊断提供依据。

2. 了解睡眠质量和结构 人的睡眠分为不同的阶段（如浅睡眠、深睡眠和快速眼动阶段），每个阶段对身体的恢复和健康都有重要意义。通过睡眠多导监测，医生可以分析个体在不同睡眠阶段的比例和变化情况，识别异常的睡眠模式，帮助更全面地了解一个人的睡眠质量。

3. 评估疾病风险 许多睡眠障碍与慢性病有密切关联。例如，阻塞性睡眠呼吸暂停综合征可增加患高血压、心脏病和糖尿病等疾病的风险。通过检测和诊断睡眠障碍，患者可以及时进行干预，降低疾病风险，改善生活质量。

4. 指导治疗方案的制订与调整 对于已确诊的睡眠障碍患者，如睡眠呼吸暂停患者，睡眠多导监测可以作为疗效评估的重要工具。例如，佩戴持续正压呼吸机治疗的患者可以通过监测数据了解治疗效果，为医生提供科学依据以进一步优化治疗方案。

睡眠多导监测能科学评估睡眠问题，帮助明确病因并降低健康风险。若您长期疲惫、夜间打鼾或出现异常行为，建议及时就医检查。

健康加油站

常见的睡眠障碍及影响

1. 失眠 长期入睡困难或维持睡眠障碍，影响生活质量和日常功能。

2. 睡眠呼吸暂停 睡眠中呼吸反复中断，导致身体缺氧，增加多种心血管疾病的发生风险。

3. 周期性肢体运动障碍 睡眠时下肢不自主抽动，干扰睡眠并引起日间嗜睡。

（冷 松 江孙芳）

关键词：补觉 昼夜节律 午睡

22. 如何科学“补觉”

现代生活中，熬夜、加班和不规律的作息使许多人无法得到充足的睡眠。于是，许多人会选择通过“补觉”来恢复体力。然而，盲目补觉往往会打乱生物钟，导致睡眠质量下降。那么，应该如何科学补觉，既能恢复精力，又不影响正常作息呢？

专家说

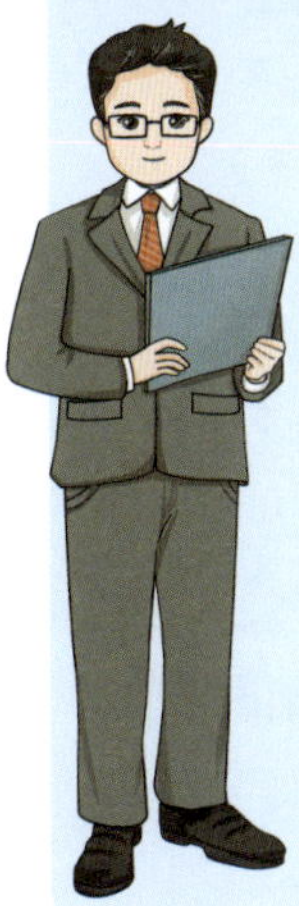

确保补觉的时间合适

补觉的最佳时间是白天，而不是熬夜后的长时间睡眠。中午或下午的小睡有助于提升清醒度，但不宜过长，通常控制在 15~30 分钟为佳。白天过长的睡眠可能会影响夜间入睡，使人处于“睡眠债”的恶性循环中。

限制补觉的频率

补觉不宜频繁进行，偶尔的补觉可以缓解一次性的睡眠不足，但经常依赖补觉来弥补睡眠不足是不健康的。长期缺觉会累积“睡眠债”，应尽量保持规律的作息时间，确保夜间优质睡眠。

短暂的午睡是最佳的补觉方式

午睡是科学补觉的有效方式。14：00 左右是昼夜节律的低谷期，此时生理上更易进入睡眠状态。建议午睡时间不超过 30 分钟，以避免进入深睡眠，避免醒后感到昏沉。午睡可以提高下午的工作效率，有助于恢复体力。

避免长时间补眠

如果因为熬夜或突发情况需要补觉，不宜通过长时间“赖床”来恢复。睡眠时间过长反而会打乱生物钟，使人醒后感到头重脚轻。如果因为失眠或工作原因无法得到足够睡眠，建议逐渐调整作息时间，而非一次性延长睡眠时间。

慎用周末补觉

周末补觉并非长久之计。研究表明，周末的长时间睡眠可能会导致“社交时差”——周中的生物钟与周末的作息不一致，使人感到困倦。最佳的做法是在周末保持接近平时的作息，并适当小睡，帮助缓解疲劳。

健康加油站

缓解疲劳的小技巧

1. 深呼吸练习 在疲劳时进行深呼吸练习，帮助放松身心，增加氧气供应。

2. 减少咖啡因摄入 在补觉前避免摄入咖啡因，以免影响入睡。

（冷　松　江孙芳）

23. 为什么
午休时间不宜过长

关键词：午休　生物钟　健康风险

在忙碌的日常生活中，适当的午休能帮助我们恢复精力，提升下午的工作效率。然而，过长的午休可能会带来一些健康问题，甚至影响整体的睡眠质量。为什么我们应该控制午休的时长？下面将从生物钟规律、睡眠阶段和健康风险的角度进行分析。

专家说

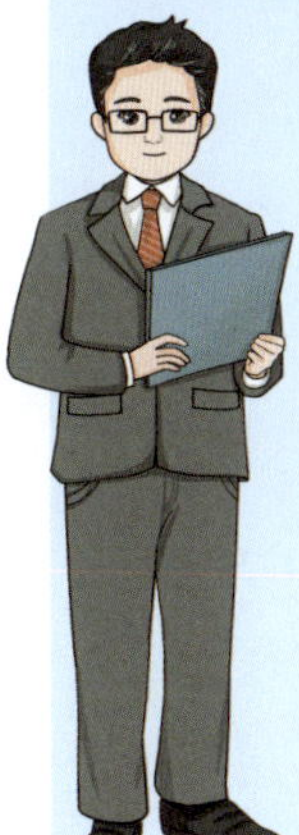

不同个体午休时长受多种因素的影响，主要包括以下几个方面。

睡眠周期与“睡眠惰性”

人的睡眠分为浅睡眠、深睡眠和快速眼动睡眠阶段。理想的午休时间为 15~30 分钟，可以保持在浅睡眠阶段，有助于醒来后感觉清爽。如果午休超过 30 分钟，可能进入深度睡眠阶段，醒来时会经历“睡眠惰性”，表现为疲惫、头脑不清，甚至降低短期记忆力和反应速度。

生物钟的影响

我们的身体受生物钟调节，午后的短暂疲劳期是一种自然的生理现象。午休时间过长会干扰生物钟的自然节律，影响夜间的入睡和睡眠质量。尤其是对于那些本来就难以入睡的人来说，过长的午休可能会加剧夜晚失眠的情况。

健康风险

科学研究显示，午休时间过长可能与代谢综合征等健康风险增加有关，如肥胖、高血压和血糖异常。长时间午休会影响身体的代谢过程，扰乱激素分泌，进而增加健康负担。

午休对我们的健康和工作表现确实有积极作用，但需要掌握合适的时长。控制午休时长并遵循自然的生物钟规律，可以帮助我们在日常生活中保持充沛的精力，避免不必要的健康风险。希望每个人都能合理安排午休，为更健康的生活方式助力。

健康加油站

如何科学地安排午休

午休时长应控制在 15~30 分钟，这样能有效恢复精力且不会影响夜间睡眠。午休前可以选择一个安静、光线柔和的环境，并避免在入睡前进食大量的高糖或含咖啡因的饮品。此外，午休时最好平躺或坐在舒适的椅子上，以达到最好的放松效果。

（冷　松　江孙芳）

24. 如何养成良好的**睡眠习惯**

关键词：睡眠质量　褪黑素　昼夜节律

良好的睡眠不仅能帮助恢复精力，还在免疫力、情绪调节和心血管健康方面发挥着重要作用。如何有效改善睡眠质量，养成科学的睡眠习惯呢？以下内容将从生活习惯、睡眠环境和日常饮食等多方面出发，指导您科学提升睡眠质量。

专家说

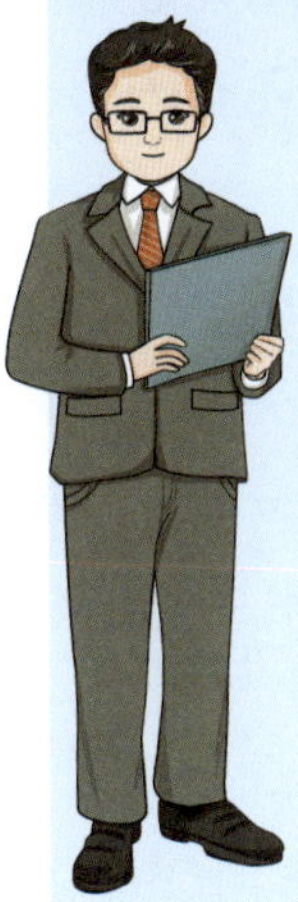

创造良好的睡眠环境

安静、黑暗和凉爽的环境更有利于睡眠。在睡眠空间里尽量避免光源，尤其是蓝光的干扰，因为蓝光会抑制褪黑素的分泌，影响入睡。此外，适当降低房间温度会让身体在舒适的环境下更快进入深度睡眠。

避免睡前摄入刺激性食物和饮料

咖啡因、酒精和尼古丁都是刺激物，会干扰睡眠质量。咖啡因会在体内停留数小时，影响入睡，建议在下午或晚上尽量避免饮用含咖啡因的饮品。虽然酒精可能让人觉得放松，但会影响睡眠的连贯性，使人易醒，导致浅层睡眠比例增加。

睡前避免使用电子设备

电子屏幕发出的蓝光会影响褪黑素分泌，延长入睡时间。因此，建议在睡前 1 小时停止使用手机、电脑等电子设备，选择阅读或冥想等有助于放松的活动，以便平稳过渡到睡眠状态。

培养放松的睡前习惯

睡前的放松活动有助于平复心情和降低体温，从而促进入睡。深呼吸、冥想、泡热水澡或听轻柔的音乐等都是不错的选择，有助于缓解一天的紧张情绪，为优质睡眠做好准备。

进行适度的日间运动

运动是促进睡眠的有效方式，但要注意运动时间。研究表明，白天尤其是下午运动有助于提升夜间睡眠质量。然而，睡前 2 小时内进行高强度运动则可能使人过于兴奋，不利于入睡。

注意饮食习惯

睡前避免过饱或空腹，尤其是辛辣、油腻的食物可能引起不适，影响入睡。建议适量饮用温牛奶或吃少量碳水化合物，有助于安稳入睡。

要养成良好的睡眠习惯，需要从多方面入手。通过科学的生活方式调整，可以逐步改善睡眠质量，让夜晚的休息更有效，为健康生活打下坚实基础。

健康加油站

提升睡眠质量的小技巧

1. 泡热水澡 睡前 1 小时泡热水澡有助于放松肌肉、舒缓神经。

2. 深呼吸练习 以冥想或深呼吸的方式放松身心，有助于改善入睡状态。

（孙志超 冷 松）

四

膳食与
营养秘籍

25. 为什么**甲状腺疾病**切忌盲目“**限碘**”或“**高碘**”饮食

关键词

甲状腺疾病　限碘　高碘

碘是人体必需的营养素之一，是人体中合成甲状腺激素的重要原料。甲状腺是人体的“蓄碘设备”，摄碘能力是其他部位的几十倍，平时通过饮食等途径吸收的碘绝大部分会被甲状腺摄取。但碘在体内的含量和甲状腺疾病又呈“U”型曲线关系，碘元素缺乏或过量都会导致甲状腺疾病。一旦被检出甲状腺结节、甲亢或甲减，还能吃碘吗？该“限”还是该“补”？

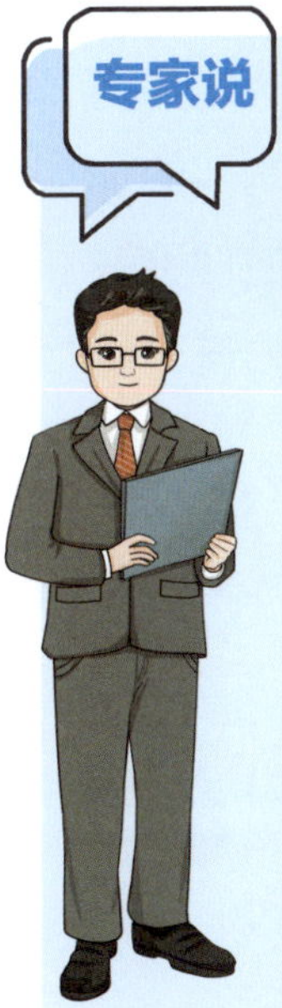

甲状腺是人体最大的内分泌腺，分泌的甲状腺激素能调节机体的生长发育、新陈代谢和组织器官功能。甲状腺的形态、功能和免疫异常引起的甲状腺疾病较为常见，如甲状腺肿、甲状腺结节、甲减及甲亢等。

碘在人体内含量为15~20mg，成人每日推荐摄入量为120μg，孕妇和哺乳期女性需要增加摄入量。碘与甲状腺疾病的发生密切相关，但没有确切证据证实碘与甲状腺癌有关。轻度缺碘会引起地方性甲状腺肿（俗称“大脖子病”）；长期碘摄入过量可出现甲状腺肿、甲状腺功能减退，还可诱发或促进自身免疫性甲状腺炎的发生和发展。

甲状腺处于不同健康状态，对碘的食物需求不一样，应视具体情况而定。甲亢或者甲状腺结节合并甲亢或碘过量的甲减患者应该“限碘”。桥本甲减或自身免疫性甲状腺炎（包括桥本甲状腺炎），建议“低碘”饮食，可正常使用加碘食盐。地方性甲状腺肿患者可以适当“加碘”。

健康加油站

补碘最佳的方法是食用加碘食盐和富碘的食物。对于一般人群，只要能够吃到合格碘盐，就能够保证碘营养。食用富含碘的食物，如海带、龙虾、紫菜、咸海鱼及海参等，以及蛋、奶、肉类等。

购买、保存和使用加碘食盐时应该注意：①请购买小包装和印有指定标识的加碘食盐，一次购买的加碘食盐不宜过多，存放时间不宜太长；②存放在阴凉、干燥、远离炉火的地方，最好避光保存；③为减少碘损失，菜品出锅时放盐。

（杨晓萍　董旭南）

26. 铁蛋白异常的饮食秘籍是什么

关键词

铁蛋白　饮食

铁蛋白是体内储存铁的主要形式。体检时，如果发现铁蛋白异常，可能是身体发出的一个重要信号。铁蛋白升高或降低都有其特定的含义和潜在的健康影响。

专家说

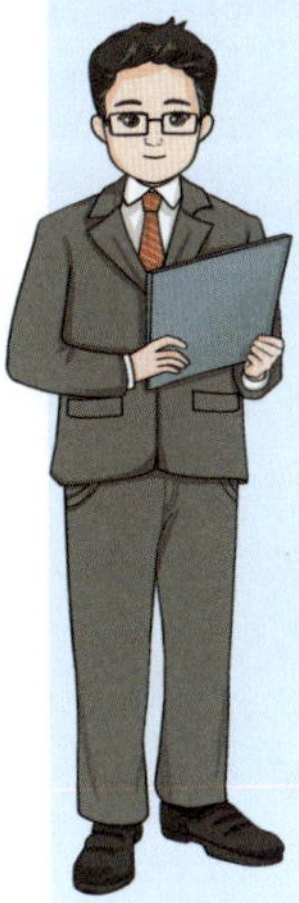

铁蛋白是一种在人体内储存铁的蛋白质，主要存在于肝脏、脾脏和骨髓中。它的主要作用是调节体内铁的平衡，铁蛋白能够储存大量的铁，以备身体在铁需求增加时使用。当体内铁水平下降时，铁蛋白可以释放储存的铁，供身体合成“携氧兵”——血红蛋白和其他含铁蛋白质。同时，可以防止铁在体内过量积累，避免氧化应激，损伤细胞和组织。

铁蛋白降低可能是铁缺乏的表现，常见于缺铁性贫血、慢性失血或营养不良等情况。铁蛋白异常不仅反映了铁的代谢状态，还可能影响身体的多个系统。铁过载可能导致心脏、肝脏等器官的损害，而铁缺乏则会影响正常的氧气运输和细胞功能。

铁蛋白升高可能意味着体内铁过多，可能与遗传性血红蛋白沉着症、肝脏疾病、慢性炎症、贫血等有关，铁蛋白在各种恶性肿瘤中有不同程度的表达，包括肝细胞癌、血液肿瘤以及乳腺癌和胰腺癌。

健康加油站

体内铁蛋白主要通过饮食得以补充，针对铁蛋白异常，有以下几点饮食秘籍。

1. 铁蛋白降低时　应增加铁的摄入，选择富含铁的食物，包括牛肉、羊肉及其肝脏，猪肉（尤其是猪肝和猪血），家禽（鸡肉、鸭肉及鸭血）等。同时，搭配富含维生素 C 的食物，如柑橘类水果，可以促进铁的吸收。富含草酸的食物（如菠菜、甜菜及海带），以及高钙、高脂肪食物等会抑制铁的吸收，应减少食用。

2. 铁蛋白升高时　应减少铁的摄入，避免食用上述富含铁的食物，如红肉、猪肝等，同时减少酒精的摄入，因为酒精会增加铁的吸收。

定期体检是监测铁蛋白水平的关键，结合合理的饮食规划和必要的医疗干预，能够确保铁蛋白维持在理想范围，从而更好地维护身体健康，预防相关疾病的发生。

（杨晓萍　董旭南）

27. 为什么**子宫肌瘤**要慎用保健品

关键词

子宫肌瘤　雌激素

许多保健品为了达到所谓的美容养颜、延缓衰老等功效，往往会添加一定量的雌激素，长期服用会导致内分泌失衡。患有子宫肌瘤的女性，能否服用含雌激素的保健品呢？

专家说

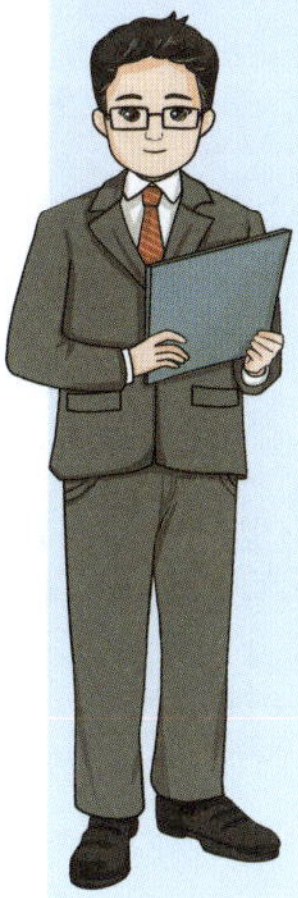

子宫肌瘤是性激素依赖性生殖器官最常见的良性肿瘤，常见于 30~50 岁女性。其中雌激素在子宫肌瘤的发生发展中起着关键作用。雌激素是肌瘤生长的关键因素：子宫肌瘤细胞中存在大量的雌激素受体，雌激素与这些受体结合后，可激活一系列细胞内信号传导通路，促进肌瘤细胞的增殖、分化，刺激子宫肌瘤的生长。

子宫肌瘤等激素依赖性疾病不是使用雌激素的绝对禁忌证，如需雌激素治疗是要通过综合的专科评估，权衡利弊后再使用。如果身体处在高雌激素状态，不能长期口服含雌激素的保健品，否则会刺激它加速生长。科学合理的饮食有助于维持身体的内分泌平衡，降低子宫肌瘤的发病风险。而不恰当的饮食则可能通过潜在的内源性激素调节和炎症效应来影响肌瘤的发展。

植物雌激素属于食物中的生物活性成分，具有抑制肿瘤、抗微生物的功效。含植物雌激素的植物主要有大豆、葛根及亚麻籽等。

现在市场上多数保健品中含有植物雌激素及合成雌激素，但其雌激素含量不明确。合并子宫肌瘤的女性需要平衡饮食、合理营养，避免摄入含雌激素的保健品。

健康加油站

植物雌激素主要来源于豆制品，建议每天摄入15~25g大豆或相当量的豆制品，20g大豆相当于北豆腐约60g、南豆腐约110g、豆腐干约45g、豆浆约300g，适量摄入不会增加发病风险。

慎用含雌激素的保健品，长期服用可能会影响体内激素水平，导致子宫肌瘤的发展。

减少摄入油炸食品和富含动物脂肪等食物。例如，炸鸡、薯条等油炸食品中含有大量的饱和脂肪酸和反式脂肪酸，应尽量避免食用；动物脂肪，如猪油、牛油等也应减少摄入。

（杨晓萍　董旭南）

28. 为什么说**骨量减少**不仅仅是**缺钙**

关键词

骨量减少　维生素D

骨量减少意味着骨骼强度下降，这一过程并非一蹴而就，而是随着年龄增长、生活习惯、营养状况等多种因素共同作用的结果。缺钙只是其中的一部分原因，要维护骨骼的健康，需要综合考虑多种因素，并采取有效的预防措施，保持骨骼健康。

专家说

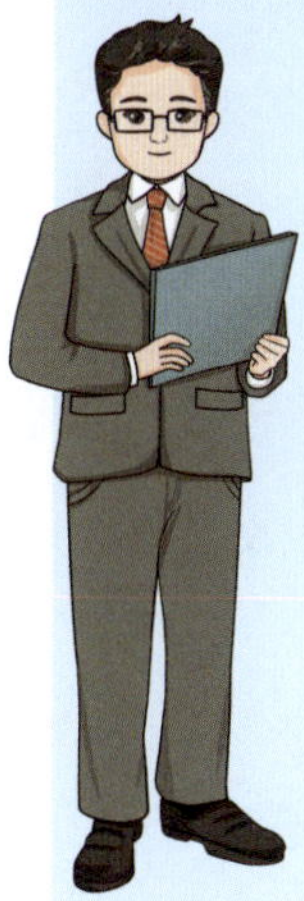

骨量减少是骨密度不正常但尚未达到骨质疏松的前期骨骼状态，是骨质疏松症的前期阶段。有研究表明，17.7% 的骨量减少会进一步发展为骨质疏松症，其主要表现为关节疼痛、肌肉痉挛、身长缩短以及驼背。钙是构成骨骼的主要矿物质，缺钙是骨量减少的一个重要原因，缺钙会导致骨骼的矿化异常，影响骨骼的合成代谢，进而出现骨量减少。成人每天钙的推荐摄入量为 800mg，摄入富含钙的食物是补钙的最佳途径。

骨骼的健康除了钙，维生素 D 也不可或缺。维生素 D 是一种脂溶性维生素，它在人体内的主要作用是促进钙和磷的吸收，调节钙在骨骼中的沉积和储存。人体内维生素 D 主要来源于表皮中的 7- 脱氢胆固醇，在表皮经阳光中的紫外线照射合成，成人每天的推荐摄入量为 400IU。钙和维生素 D 在人体内是相互依存、共同作用的，对维持骨骼健康至关重要。

开源的时候，别忘了节流，饮用浓咖啡、浓茶和碳酸饮料，吸烟饮酒等会抑制钙的吸收，促进钙的流失。

健康加油站

在预防和改善骨量减少的科学道路上，我们要保持饮食的多样性和均衡性，确保摄入足够的蛋白质、维生素、矿物质等营养素，特别是富含钙的食物，如奶制品（每日推荐摄入量为 300~500mL 液态奶，乳糖不耐受人群可选择无乳糖奶或者酸奶），豆制品（每天摄入 15~25g 大豆或相当量的豆制品）等。

此外，每天安排 15~30 分钟的适度日光浴，最好选择 10：00 之前，15：00 之后，接触阳光照射时，不擦防晒霜、不打伞、不隔玻璃，冬季无法晒太阳时，建议在医生的指导下，合理使用维生素 D 的营养补剂。

（杨晓萍　董旭南）

29. 为什么**高血压**人群需要减少**盐的摄入量**

关键词

血压 盐

盐的主要成分是氯化钠，其中钠是人体必需的营养素之一，高盐（钠）摄入可增加高血压的发病风险，而减少食盐的摄入不仅会降低血压水平，而且也有助于降低心血管病发病和死亡风险。

专家说

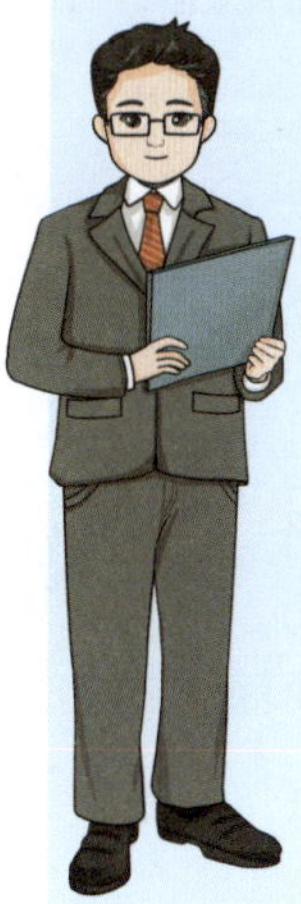

健康成年人每日钠的推荐摄入量应低于 2 000mg，折算成盐量刚好是 5g，因此成年人每天盐摄入量应不超过 5g。我国居民钠的摄入约 72% 来源于烹调盐，8% 来源于酱油。全国营养调查显示，我国居民每日盐摄入量平均为 9.3g，因此减少烹调盐的摄入是减盐（钠）的一项重要措施。

当人体摄入过多的盐时，其中的钠离子会对血压产生显著影响。

1. 水钠潴留增加 过多的钠离子进入血液后，会引起水钠潴留，即体内液体和钠的过量积聚，导致血容量增加，从而使血压升高。

2. 血管敏感性提高 高盐饮食会提高血管对收缩血管物质的敏感性，如儿茶酚胺等。这些物质在正常情况下会导致血管收缩，外周阻力增加，从而使得血压升高。

3. 影响激素分泌 长期高盐饮食会增加肾素 - 血管紧张素 - 醛固酮系统的活性，会导致血管收缩，血压上升。

食盐摄入过多不仅会升高血压水平而且还会增加脑卒中甚至胃癌的发病风险。

健康加油站

食盐是食品加工与烹调的主要调味品，但人的味觉是可以改变的，因此日常生活中首先需要利用控盐勺定量每日盐的摄入量应少于 5g。其次，酱油、蚝油、酱类、咸菜等食品是隐形盐的主要来源，应尽量利用葱、姜、蒜、醋等调味品来减少对咸味的依赖。最后，养成阅读食品标签的良好习惯。钠是预包装食品营养标签中强制标识的项目，购买食品时应关注食品的钠含量，一般营养标签显示：每 100g 食物中钠含量高于 800mg 的食品就属于高盐食品，在日常生活需要避而远之，尽量不吃。

营养标签提示：钠含量超过 30%NRV（营养素参考值）的食品也需要注意少购少吃。关注健康，减盐势在必行。

（杨晓萍　董旭南）

30. 为什么
高同型半胱氨酸血症人群需要补充 B 族维生素

关键词

高同型半胱氨酸 维生素

在我们的身体里，有一个不为人熟知的角色——同型半胱氨酸，简称“血同”。当“血同”水平超过 10μmol/L 时，就被称为高同型半胱氨酸血症，简称“高血同”。我国成人“血同”水平普遍偏高，这为我们敲响了警钟。叶酸、维生素 B_6 和 B_{12} 是调控同型半胱氨酸代谢的关键营养素。这些维生素的缺乏会阻碍同型半胱氨酸的正常代谢，导致其在体内蓄积，形成高同型半胱氨酸血症。

专家说

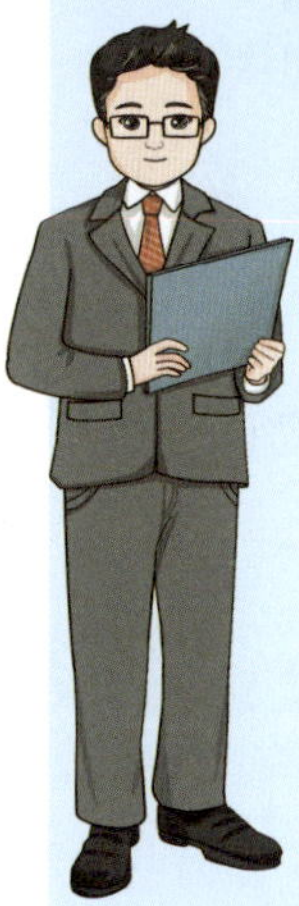

高同型半胱氨酸血症的危害

1. 脑卒中的“幕后凶手” 高同型半胱氨酸血症是脑卒中的独立危险因素，水平越高，脑卒中的发病风险越大。

2. 高血压的“亲密伙伴” 伴有同型半胱氨酸升高的高血压其罹患脑卒中的风险远高于单纯高血压。

3. 痴呆的“预警灯” 同型半胱氨酸高了，大脑的血管就像老化的水管。脑细胞得不到足够的营养，慢慢就“罢工”了。同型半胱氨酸水平的高与低，还能预测阿尔茨海默病。

4. 心血管的"捣蛋鬼" 心脏和血管是身体的"生命通道"，同型半胱氨酸一来捣乱，就会损伤血管内皮，刺激血管平滑肌细胞增生，增加心脏病的风险。

5. 糖尿病的"加速器" 高同型半胱氨酸血症可能加速糖尿病患者的血管病变，导致心血管疾病、神经病变等并发症。

此外，高同型半胱氨酸血症还可能对肾脏、骨骼、孕期健康以及男性生育能力造成不良影响，甚至与多种癌症的发生有关。

健康加油站

高同型半胱氨酸血症的根源在于代谢障碍，而B族维生素是帮助身体分解血同的关键营养素。通过"食补+科学补充+健康生活"，可以有效降低血同水平，守护健康！

1. 增加富含B族维生素的食物摄入

（1）富含维生素 B_6 的食物： 白色肉类（如鸡肉、鱼肉），动物肝脏，坚果，蔬菜水果（如卷心菜、菠菜、香蕉），发酵豆制品，菌菇类。

（2）富含维生素 B_{12} 的食物： 肉类、动物内脏、贝壳类、蛋类。

（3）富含叶酸的食物： 动物肝脏及肾脏、鸡蛋、绿叶蔬菜、水果。

2. 营养治疗 在专科医生的指导下，联合补充叶酸、维生素 B_6、维生素 B_{12}、甜菜碱，可以有效的降低同型半胱氨酸水平。

同时，面对高同型半胱氨酸血症的威胁，应该戒烟限酒、合理膳食、适量运动，以降低同型半胱氨酸水平。

（杨晓萍　董旭南）

相约健康百科丛书

人物关系介绍

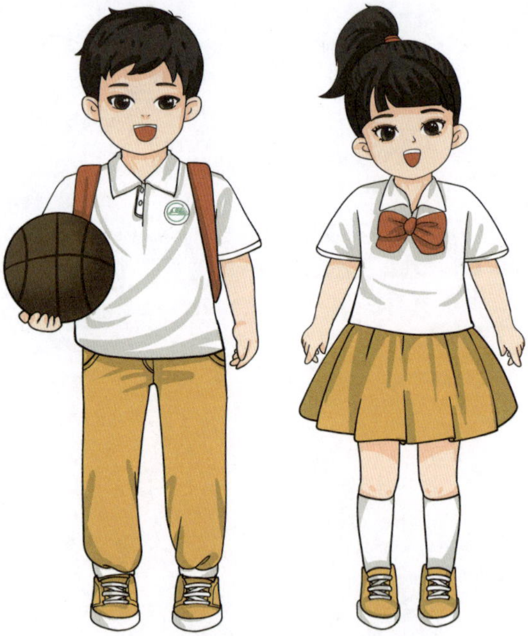

健健　　康康

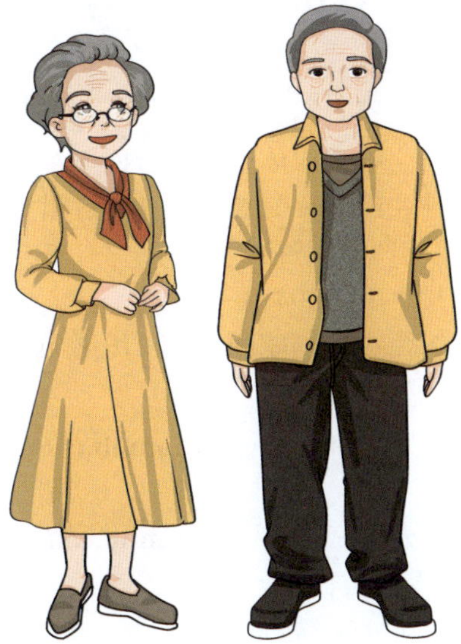

奶奶　爷爷

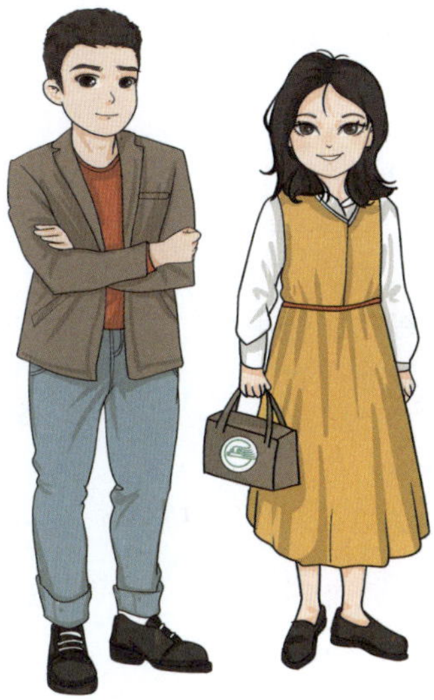

爸爸　妈妈

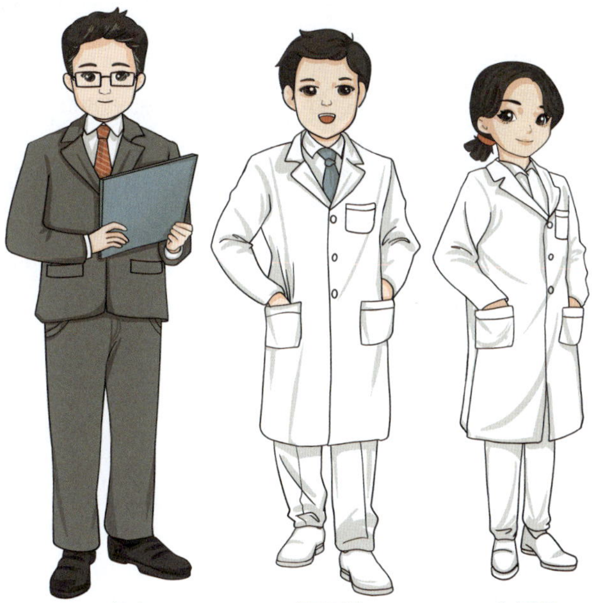

专家　男医生　女医生

图书在版编目（CIP）数据

中青年体检 ：关注风险　防患未然 / 宋震亚，郭智萍主编. -- 北京 ：人民卫生出版社，2025. 10.
（相约健康百科丛书）. -- ISBN 978-7-117-38413-1
Ⅰ. R194. 3-49
中国国家版本馆 CIP 数据核字第 20251DX745 号

人卫智网	www.ipmph.com	医学教育、学术、考试、健康，购书智慧智能综合服务平台
人卫官网	www.pmph.com	人卫官方资讯发布平台

相约健康百科丛书
中青年体检：关注风险　防患未然
Xiangyue Jiankang Baike Congshu
Zhongqingnian Tijian：Guanzhu Fengxian　Fanghuan Weiran

主　　编：宋震亚　郭智萍
出版发行：人民卫生出版社（中继线 010-59780011）
地　　址：北京市朝阳区潘家园南里 19 号
邮　　编：100021
E - mail：pmph @ pmph.com
购书热线：010-59787592　010-59787584　010-65264830
印　　刷：北京瑞禾彩色印刷有限公司
经　　销：新华书店
开　　本：710 × 1000　1/16　　印张：23
字　　数：298 千字
版　　次：2025 年 10 月第 1 版
印　　次：2025 年 10 月第 1 次印刷
标准书号：ISBN 978-7-117-38413-1
定　　价：75.00 元
打击盗版举报电话：010-59787491　E-mail：WQ @ pmph.com
质量问题联系电话：010-59787234　E-mail：zhiliang @ pmph.com
数字融合服务电话：4001118166　E-mail：zengzhi @ pmph.com